我的大脑是「戏精」

偶尔神经质 不全是你的错

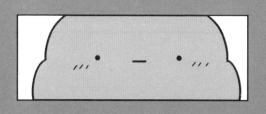

知识嗑儿 ◎ 绘著

中国 友谊出版公司

图书在版编目（CIP）数据

我的大脑是"戏精" / 知识嗑儿绘著. -- 北京：
中国友谊出版公司, 2023.3
ISBN 978-7-5057-5609-0

Ⅰ.①我… Ⅱ.①知… Ⅲ.①大脑 - 普及读物 Ⅳ.
①R338.2-49

中国版本图书馆CIP数据核字（2023）第023974号

书名	我的大脑是"戏精"
作者	知识嗑儿
出版	中国友谊出版公司
发行	中国友谊出版公司
经销	北京时代华语国际传媒股份有限公司　010-83670231
印刷	北京盛通印刷股份有限公司
规格	880×1230 毫米　32 开
	6.5 印张　100 千字
版次	2023 年 3 月第 1 版
印次	2023 年 3 月第 1 次印刷
书号	ISBN 978-7-5057-5609-0
定价	56.00 元
地址	北京市朝阳区西坝河南里 17 号楼
邮编	100028
电话	（010）64678009

目录

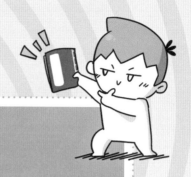

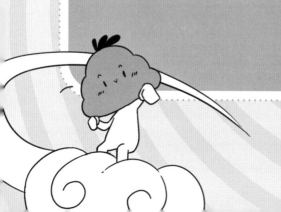

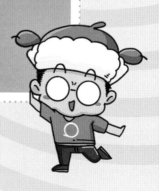

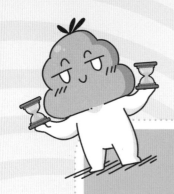

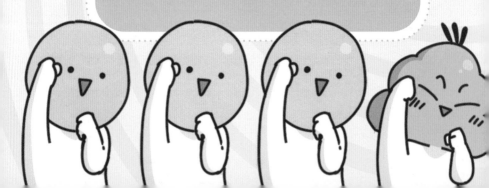

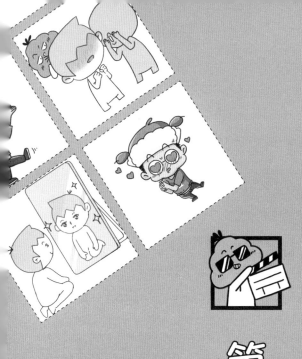

第一幕
大脑爱「脑补」

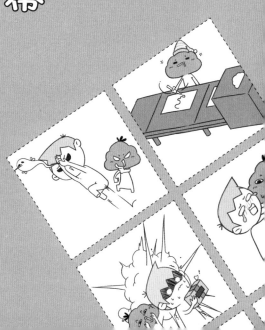

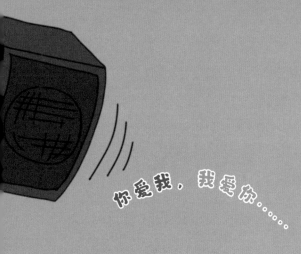

是不是听到这充满魔力的旋律，
身体就难以自制地开始了律动？

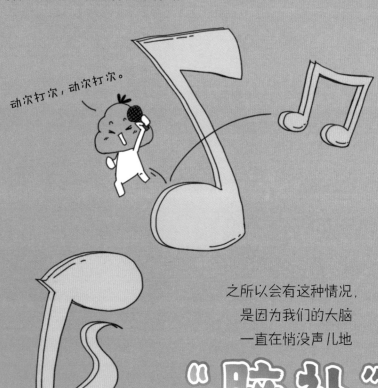

动次打次，动次打次。

之所以会有这种情况，
是因为我们的大脑
一直在悄没声儿地

"脑补"。

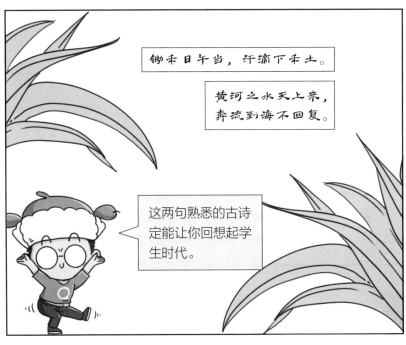

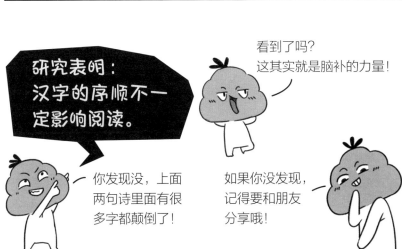

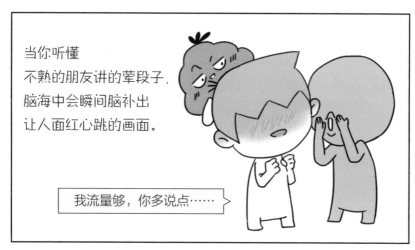

当你听懂
不熟的朋友讲的荤段子，
脑海中会瞬间脑补出
让人面红心跳的画面。

我流量够，你多说点……

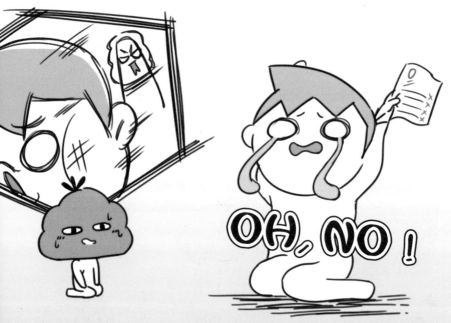

OH, NO！

当你一不小心考了个不及格，
或者搞砸了工作，
你会瞬间变得阴郁，
脑补出被老妈或者老板
劈头盖脸一顿骂的场景。

可见，
脑补是一件很正常的事情。
之所以脑补这个词
听起来不太正经，
是因为它最早是网络流行语。

不组个组合哪能行？！
我可真是个年薪百万剪辑师！

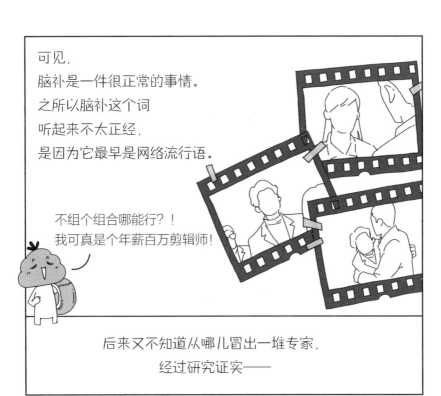

后来又不知道从哪儿冒出一堆专家，
经过研究证实——

人在照镜子时会疯狂脑补，
让自己看到的样子比实际
好看 30% 左右。

你就是这条街上
最靓的仔！

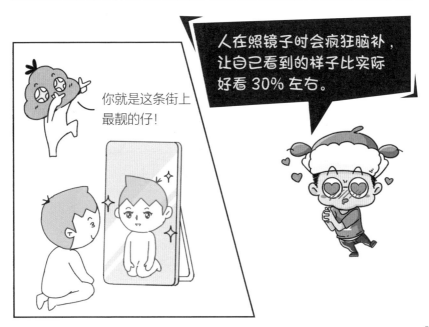

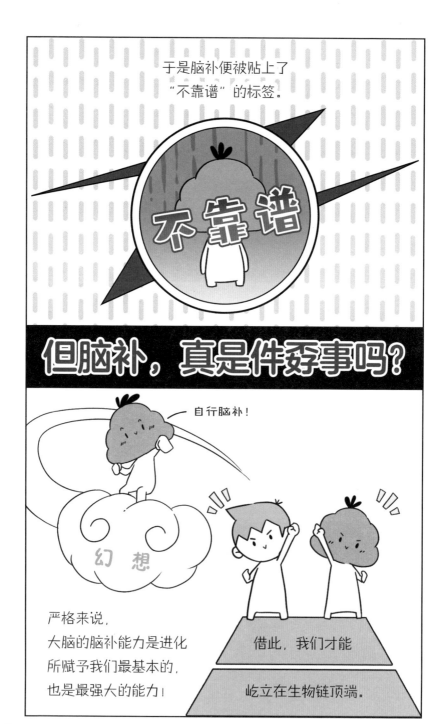

于是脑补便被贴上了
"不靠谱"的标签。

不靠谱

但脑补，真是件孬事吗？

自行脑补！

幻 想

严格来说，
大脑的脑补能力是进化
所赋予我们最基本的，
也是最强大的能力！

借此，我们才能

屹立在生物链顶端。

脑补，在本质上是一种
数据对比及整合的能力，
或者可以称其为
大脑的无意识加工过程。

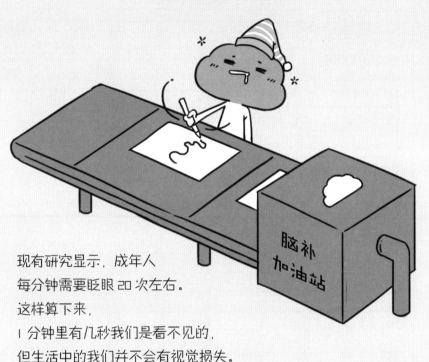

现有研究显示，成年人
每分钟需要眨眼 20 次左右。
这样算下来，
1 分钟里有几秒我们是看不见的，
但生活中的我们并不会有视觉损失。

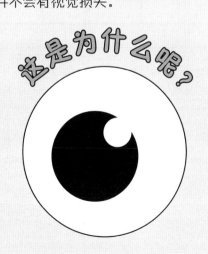

这是因为大脑一直在脑补，将眨眼前的最后一帧画面与眨眼后看到的第一帧画面交叉结合，形成一个连续不间断的画面。

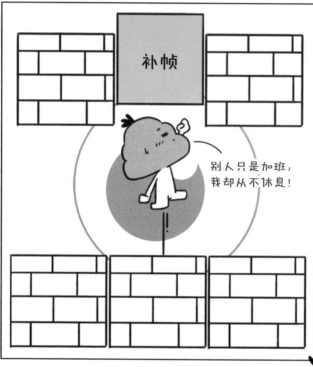

补帧

别人只是加班，
我却从不休息！

如果大脑撂挑子，
不再进行脑补，
那我们看到的画面将
疯狂掉帧，大脑也会
开始死机。

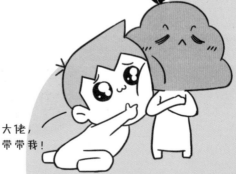

不干了！
有情绪了！

大佬，
带带我！

除了眨眼造成视觉损失之外，我们的两只眼睛视野内都各存在一个盲区，如不加以修复，我们观察到的世界将存在两个斑点。

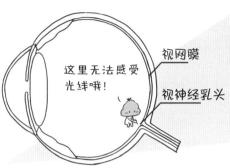

视网膜

视神经乳头

这里无法感受光线哦！

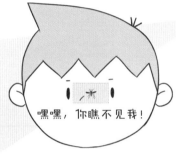

嘿嘿，你瞧不见我！

在视网膜上，
有一个呈白色的圆形隆起，
被称为视神经乳头。
这里是神经纤维穿出的地方，
因为没有感光细胞，
所以无法感受光线，
从而使我们存在视觉盲区。

幸好有脑补，
我们的大脑才得以通过整合双眼的信息，让我们能够感知到一个完美的世界。

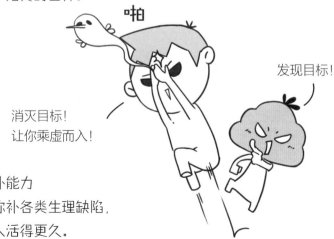

啪

发现目标！

消灭目标！
让你乘虚而入！

大脑的脑补能力
不光可以弥补各类生理缺陷，
还可以让人活得更久。

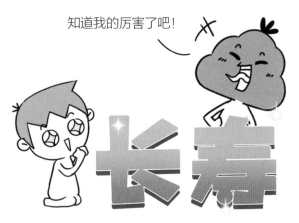

知道我的厉害了吧!

长寿

当我们看到某样物体时，
大脑会自然而然地调动
现有的知识以及回忆，
让眼前的事物更加丰富、
立体。

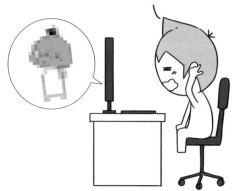

奇怪，
没看过但又感觉
看了……

BOOM

当我们站在 C4 炸弹旁边时，
我们不会惊叹
它的质感有多出众，数显表
有多清晰。

我们会难以抑制地打战，
想象它下一秒爆炸，
把我们炸得血肉模糊的画面。

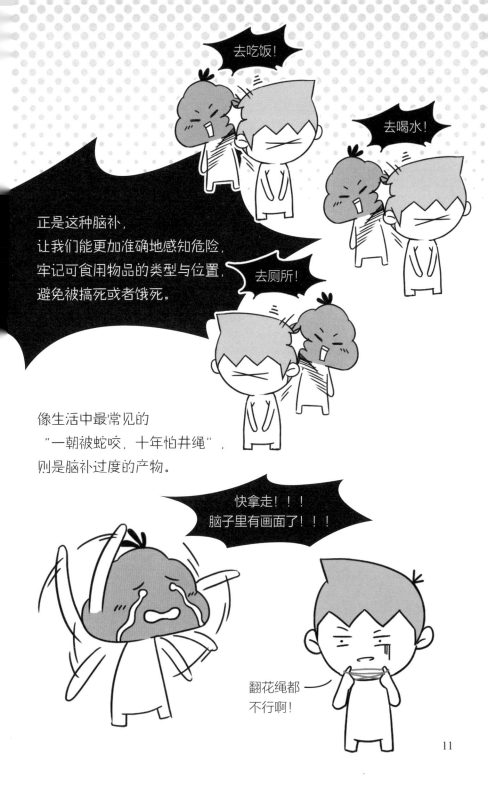

正是这种脑补，
让我们能更加准确地感知危险，
牢记可食用物品的类型与位置，
避免被搞死或者饿死。

像生活中最常见的
　"一朝被蛇咬，十年怕井绳"，
则是脑补过度的产物。

11

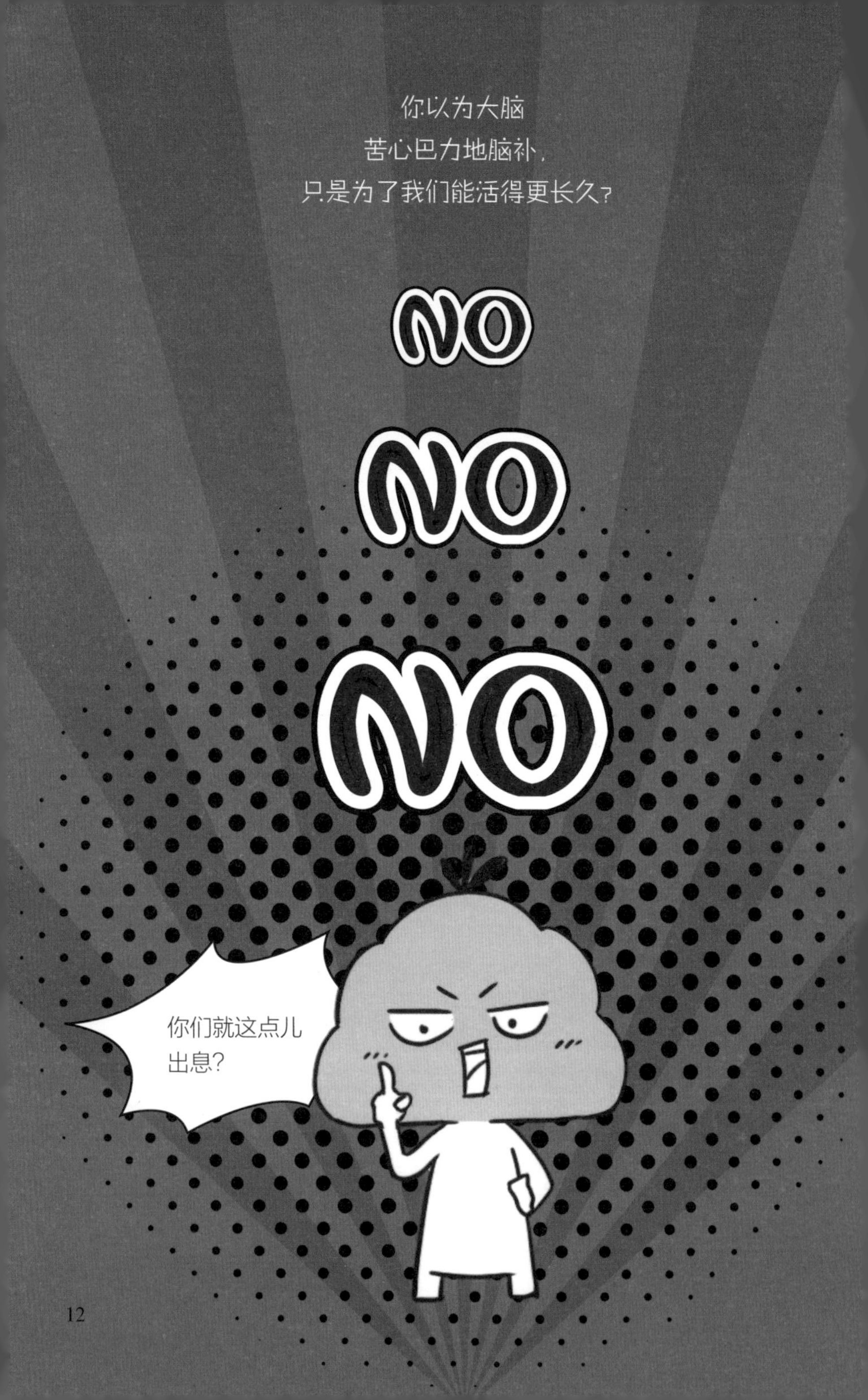
你以为大脑
苦心巴力地脑补，
只是为了我们能活得更长久？
NO
NO
NO
你们就这点儿出息？

脑补，还能让人类
这种生物更有"艺术细菌①"，
因为脑补能让人
变得更加感性，更有共情能力。

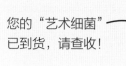

您的"艺术细菌"
已到货，请查收！

让暴风雨来得
更猛烈些吧！

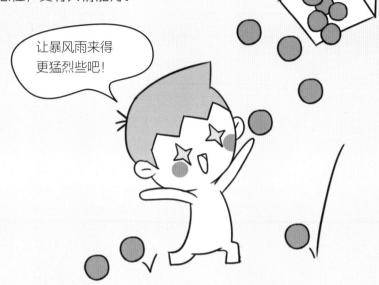

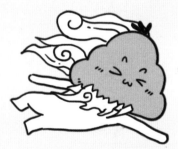

当我们听到一段动人的旋律，
或者看到一幅意境深远的画作时，
我们会自然而然地联想到它背后
所蕴含的情感与故事。

虽然大家对脑补这件事儿
有些不屑一顾，
但现实生活中却还是
常常脑补。

①艺术细菌：网络流行词，
同"艺术细胞"，形容具有
艺术修养和艺术天赋。

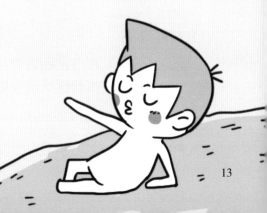

13

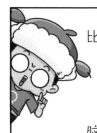

比如，像很多人惯用的
口头禅——
"懂的都懂"，
其实就是
脑补后脱口而出的话。

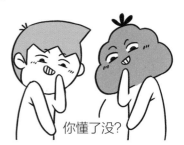

你懂了没？

请问，这里
是中文水平
测试吗？

只有大脑基于现有的线索发散，
才能达到真正意义上的"懂"。
不然只能"不懂装懂"，
来掩饰自个儿"根本不懂"的
尴尬。

总的来说，脑补
是一件很有必要的好事。
但是，脑补过头
就会带来极其尴尬的情况。

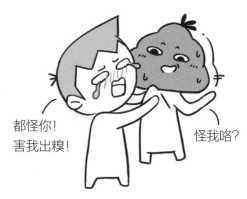

都怪你！
害我出糗！

怪我咯？

全叔提问

在日常生活中过度脑补会带来
哪些尴尬的体验？

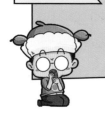

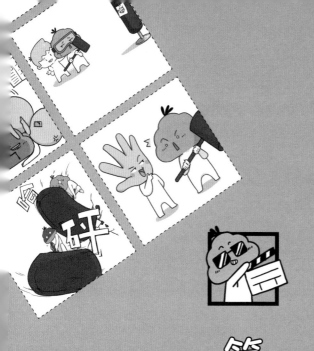

第二幕
大脑的解压之路

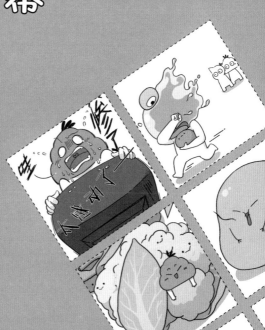

最近，我压力很大，
因为总有无穷无尽的事让我劳心费神。

我"躺平"了……

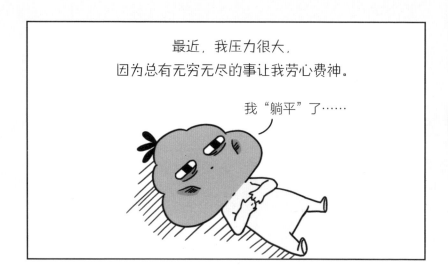

很多时候，
我都来不及喘口气，
就要转战下一项任务。

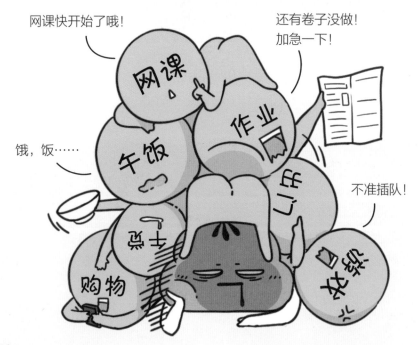

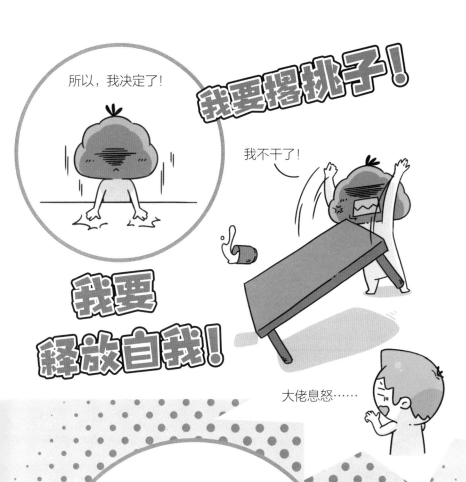

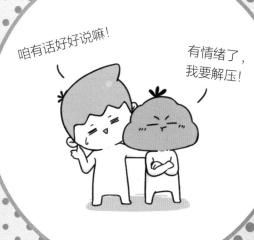

用钱能解决很多问题，
可很多人不想花

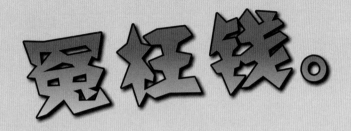

不过，这难不倒我！

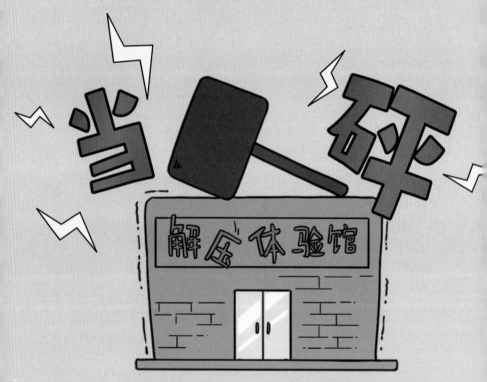

项目一：发泄

来试试这个!

这……
不太好吧!

此时不动手，
更待何时?

试一试!

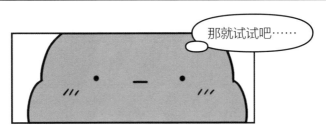

那就试试吧……

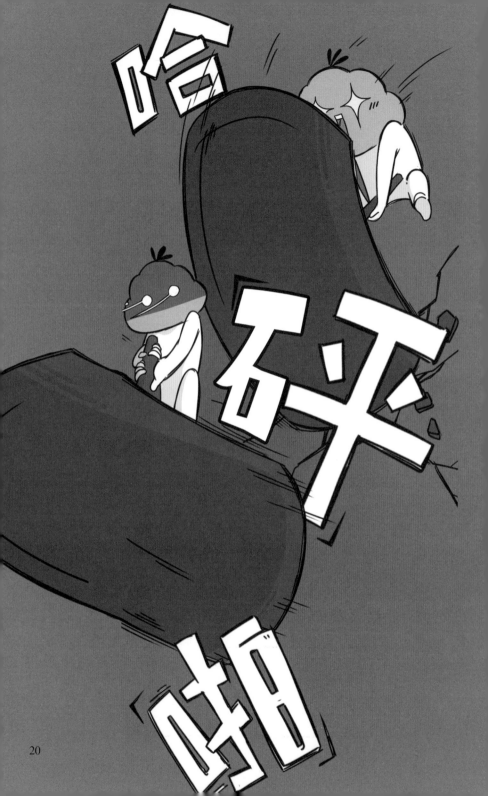

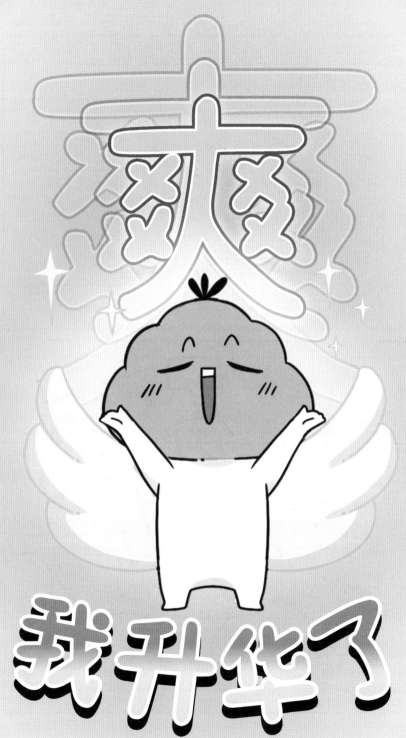

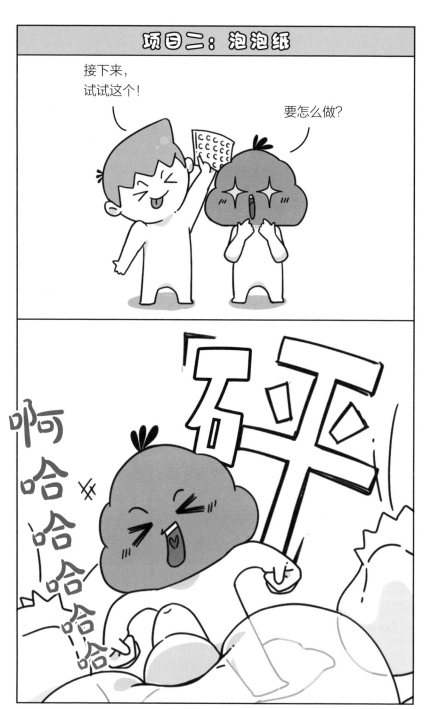

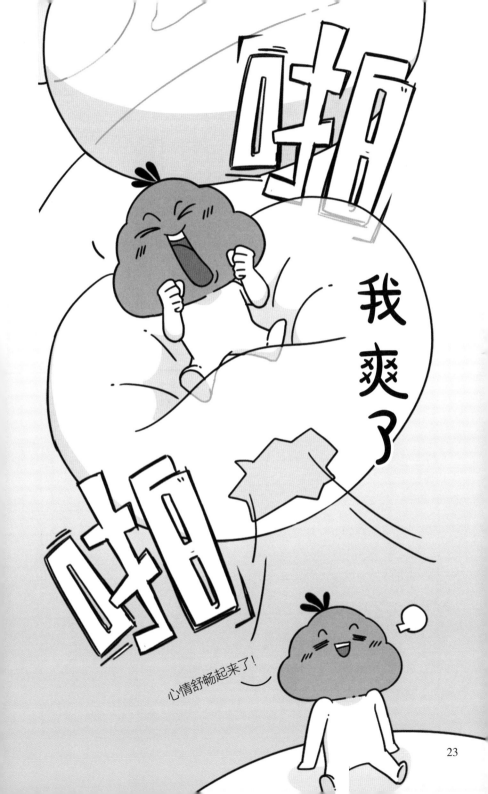

23

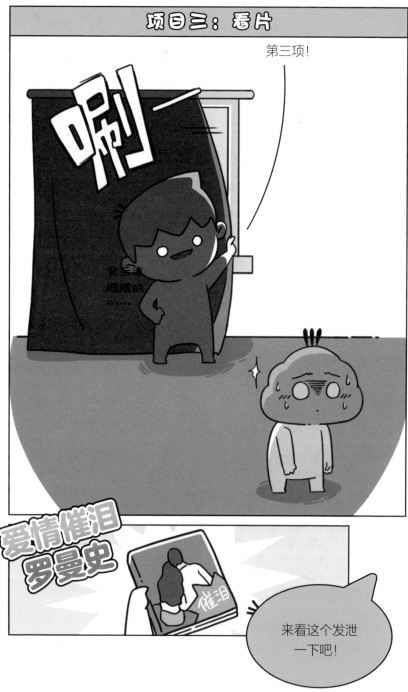

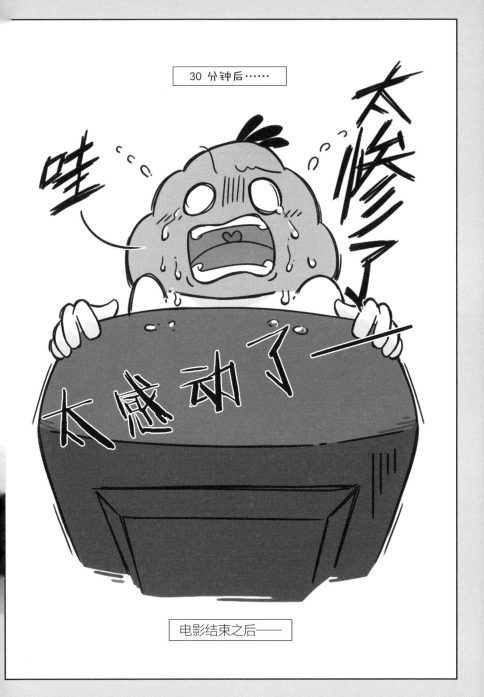

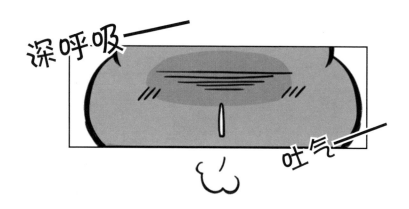

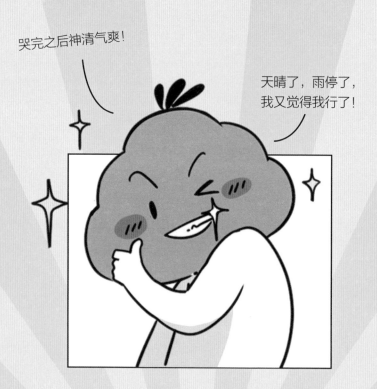

项目四："撸猫"

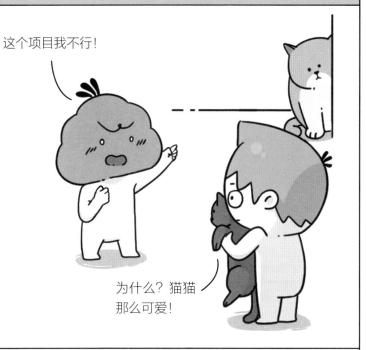

这个项目我不行!

为什么？猫猫
那么可爱!

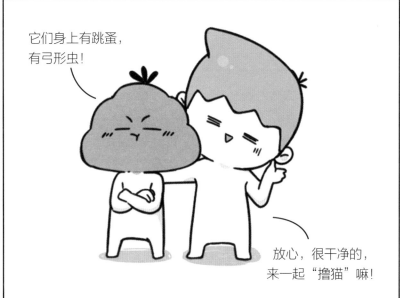

它们身上有跳蚤，
有弓形虫!

放心，很干净的，
来一起"撸猫"嘛!

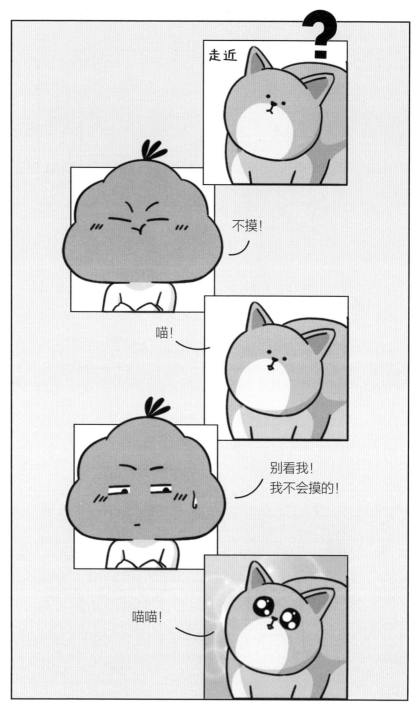

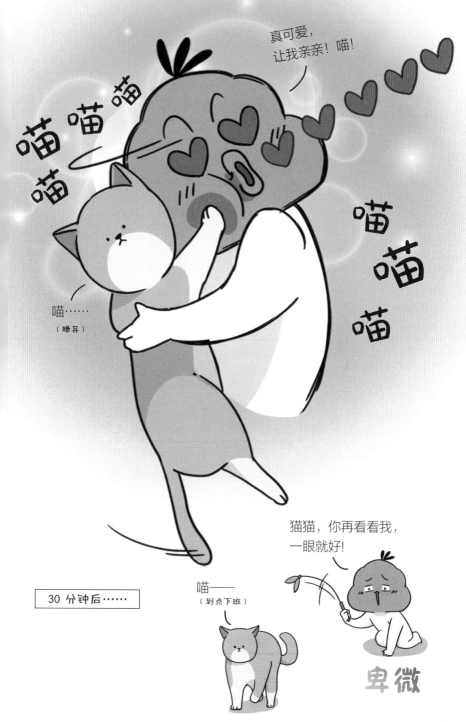

捏泡泡之所以能解压,
是因为它们能满足人类内心深处的破坏欲。

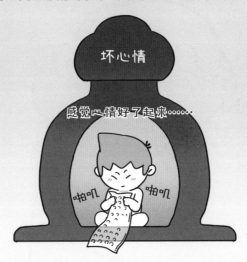

人们常说的"哭出来就好了",
其实是有科学依据的。

全叔说
美国圣保罗实验室的研究表
明:泪水中含有脑啡肽复合
物和催乳素。

这两种物质仅存在于
受情绪影响而流出的眼泪中,
所以哭泣的确能排出
导致忧郁的物质,
从而减轻心理层面的压力。

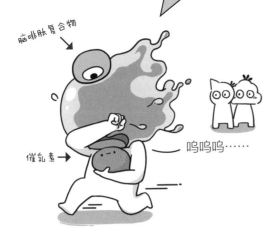

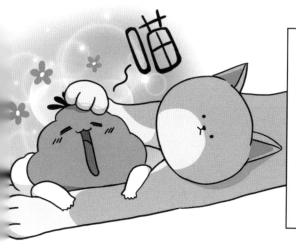

"撸猫" 之所以会让人感到愉悦，是因为猫柔滑的触感以及可爱的呼噜声会让人产生成就感，进而唤醒大脑深处的美好回忆。

除了这些奇怪的解压方式，音乐、按摩以及运动均是极为不错的心灵放松方式。

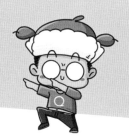

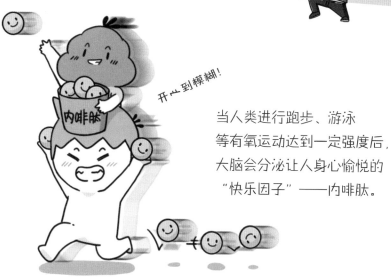

开心到模糊！

当人类进行跑步、游泳等有氧运动达到一定强度后，大脑会分泌让人身心愉悦的"快乐因子"——内啡肽。

千万不要
忽视压力的存在，
因为人长时间
处于高压环境
会逐渐——

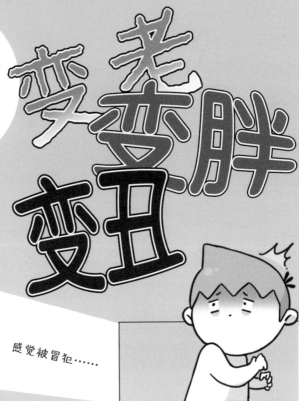

变老变胖变丑

感觉被冒犯……

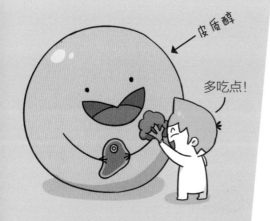

皮质醇

多吃点！

人在压力过大时会过量分泌

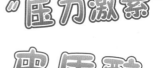

"压力激素"

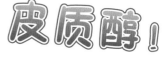

皮质醇！

皮质醇的浓度适中时，
可以对人类产生积极作用，
以维持机体生理功能。

可只要压力一上来，
皮质醇就会开始噌噌往上涨。
如果不着手减压，
水平过高的皮质醇会使内脏脂
肪细胞分化、增加脂肪细胞的
数量，进而，
使人日渐圆润。

嗝

这都是我的
"不动产"！

全叔说

多吃洋葱、青椒、花椰菜、橙子
等富含维生素 C 的蔬果，或者少
食多餐有助于减轻紧张与疲劳。

多吃柚子、柠檬等
也可以哦！

对于资深"吃货"而言，
还可以借助食补
为大脑加油！
营养专家认为高压
会令人心跳加速、
血压升高。

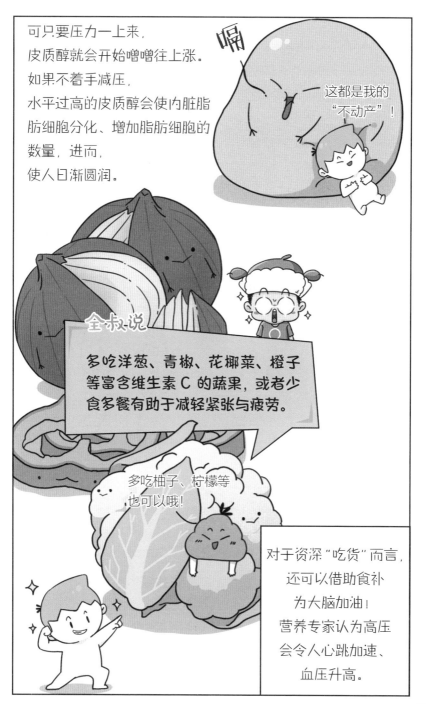

都说"能力越大，责任越大"，
大脑作为人体中最复杂、最精密的器官，
自然担负极大的责任，同样承受了极大的压力。

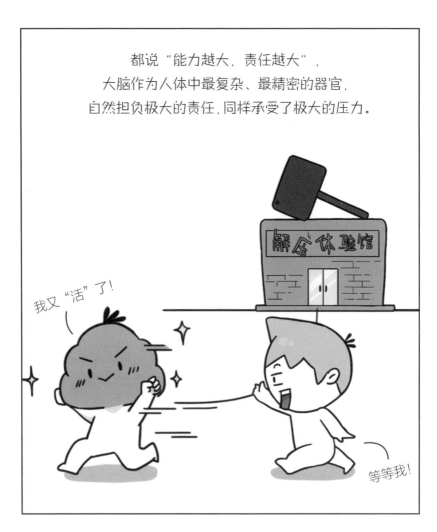

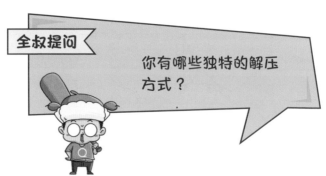

你有哪些独特的解压
方式？

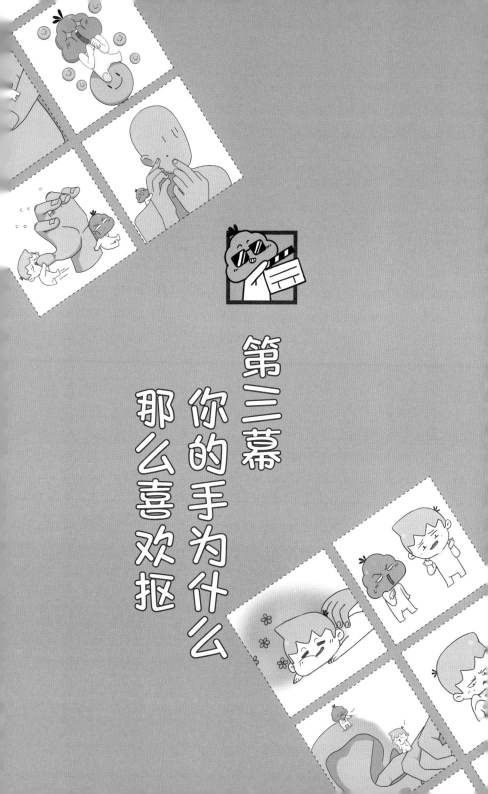

第三幕
你的手为什么
那么喜欢抠

要说全身上下
最能活动自如的，
莫过于你的一双嫩手啦！

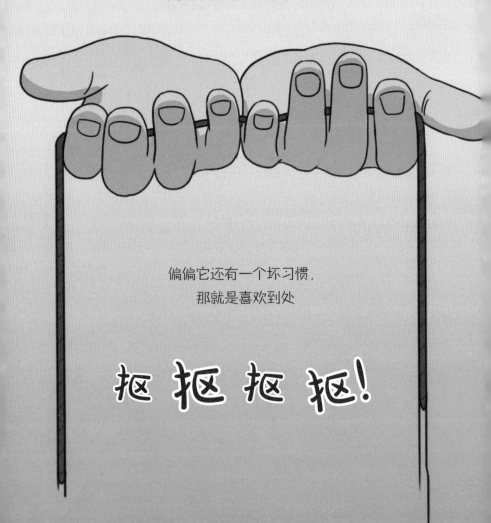

偏偏它还有一个坏习惯，
那就是喜欢到处

抠抠抠抠！

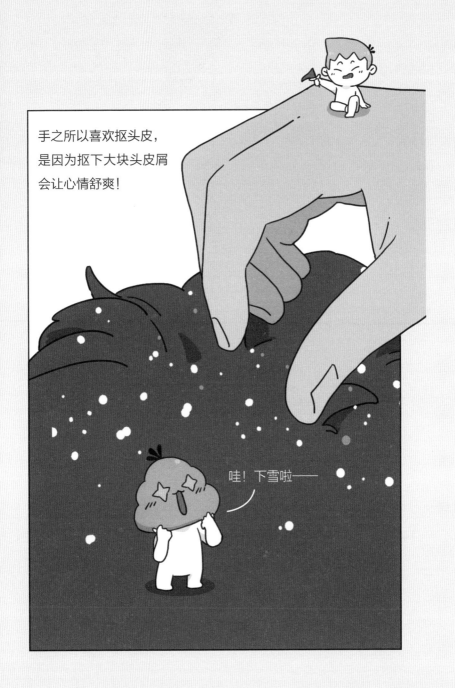

手之所以喜欢抠头皮，
是因为抠下大块头皮屑
会让心情舒爽！

哇！下雪啦——

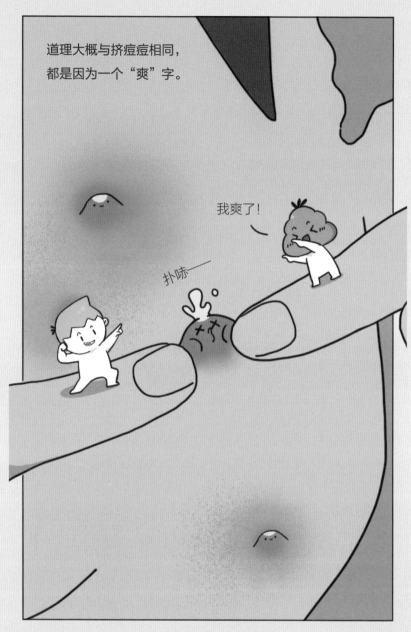

道理大概与挤痘痘相同，
都是因为一个"爽"字。

我爽了！

扑哧——

不知道你注意没，
身上凡是有洞的地方，
手指都喜欢抠一抠。

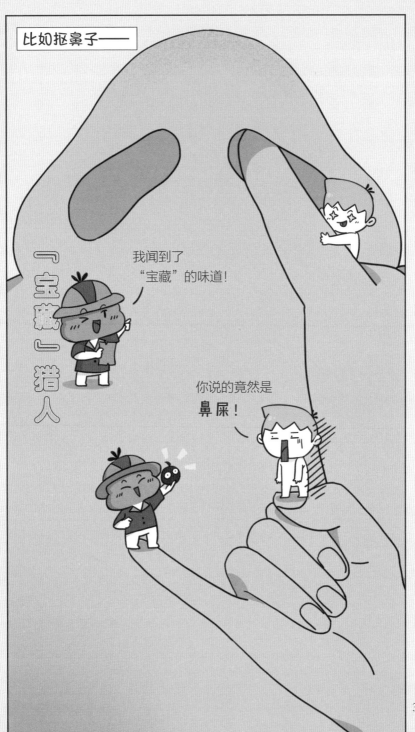

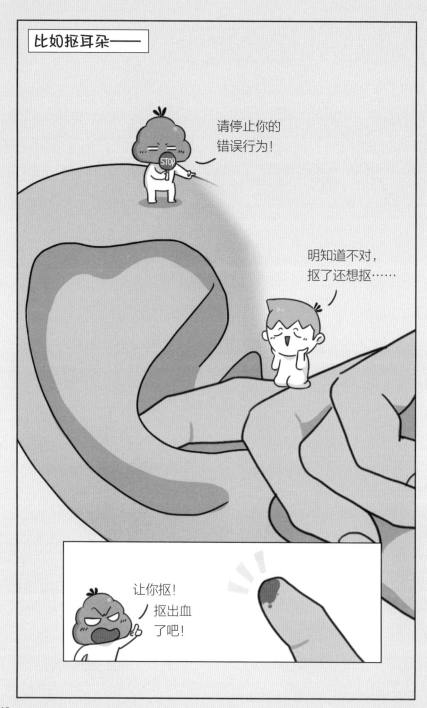

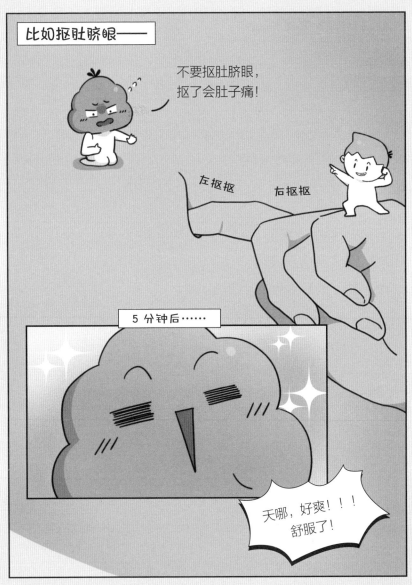

比如抠肚脐眼——

不要抠肚脐眼，抠了会肚子痛！

左抠抠　右抠抠

5 分钟后……

天哪，好爽！！！舒服了！

手真的是战斗武器，
无情起来，连自己都抠！

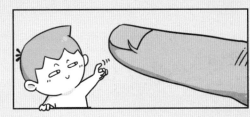

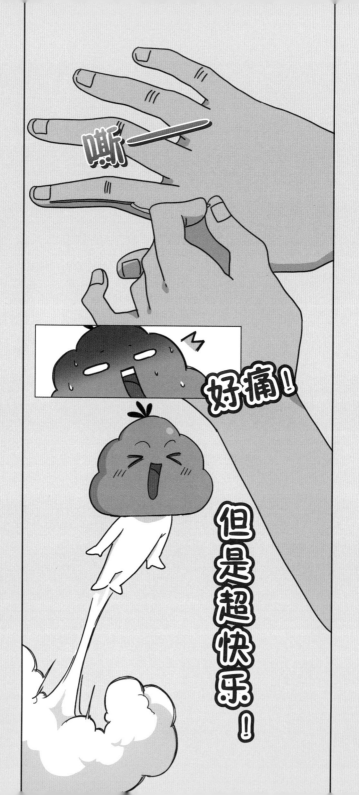

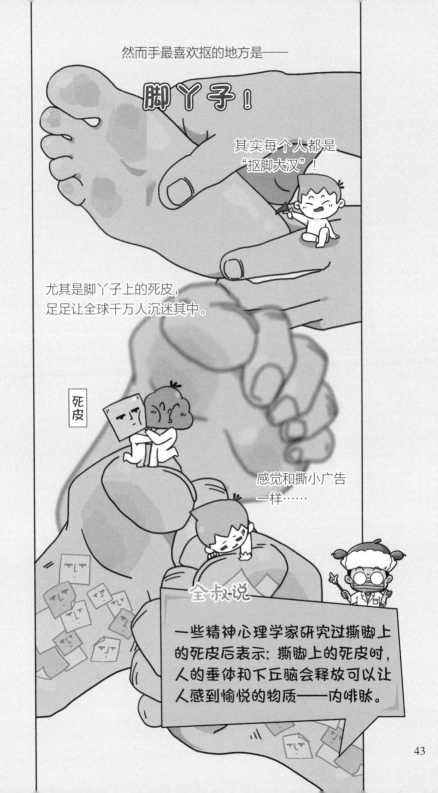

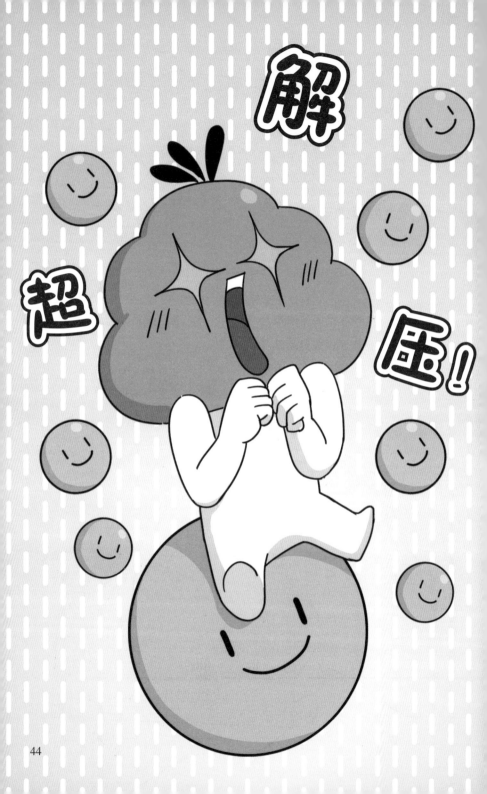

在心理学上，有一种精神障碍叫作抓挠紊乱。这是通过抓挠皮肤的重复性冲动和欲望来获得轻松或者满足的感觉。

那么问题来了，手为什么那么喜欢到处**抠抠抠**？

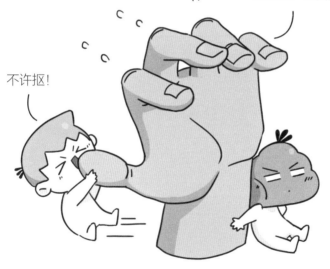

当我们感到紧张、
焦虑或者是压力很大的时候，
就会有强迫性的欲望去抠、
挤或者挠皮肤表面。

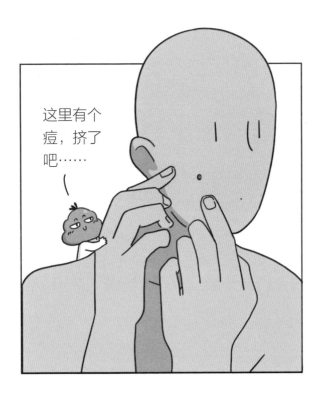

当然，
并不是所有抠的行为都是抓挠紊乱。
某些时候，
当我们看到皮肤上有不规则的部分，
也会引发负面小情绪，
从而强迫自己通过抠来使皮肤
变得平整。

全叔提醒：
抠挠其实更像是对抗压力和内心不安
的一种行为。

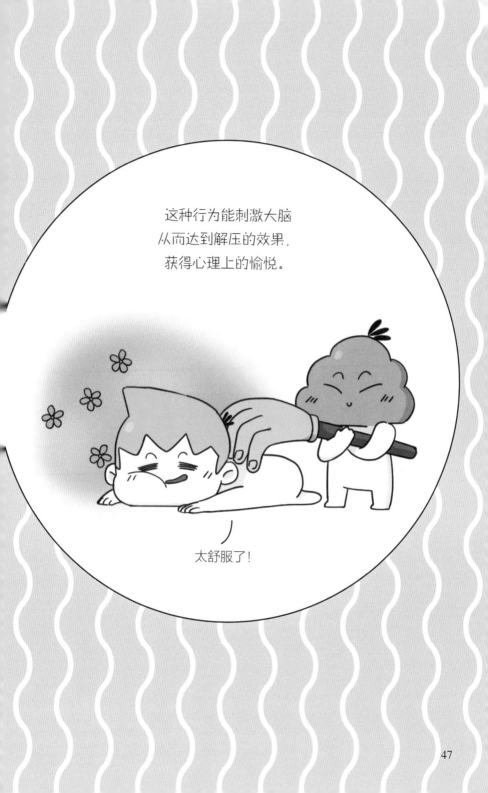

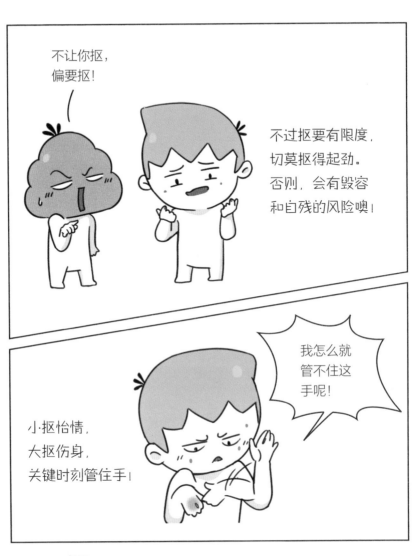

不让你抠，
偏要抠！

不过抠要有限度，
切莫抠得起劲。
否则，会有毁容
和自残的风险噢！

我怎么就
管不住这
手呢！

小抠怡情，
大抠伤身，
关键时刻管住手！

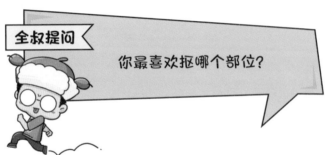

全叔提问

你最喜欢抠哪个部位？

48

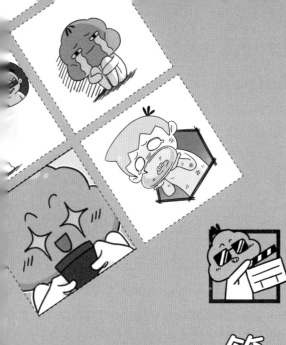

第四幕
我咋「脑」被骗

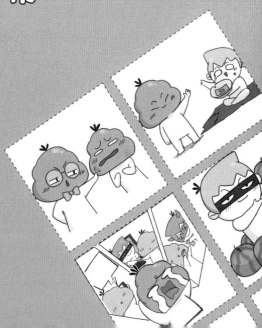

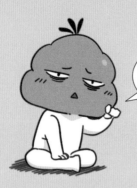

你有过怀疑自己的时候吗?

我有。

我发现自己越来越容易被骗了,
尤其容易被
一些很拙劣的谣言所骗。

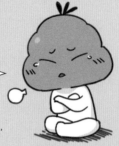

你说什么!
我中奖了!!

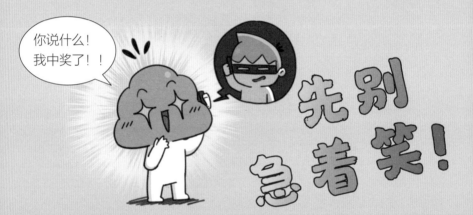

先别急着笑!

因为我所遭遇的,
你很可能也遇到过!

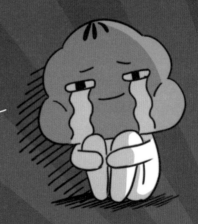

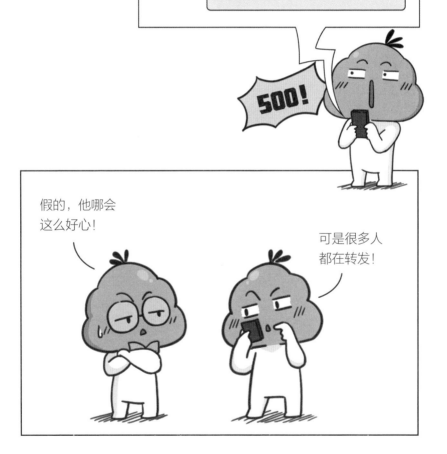

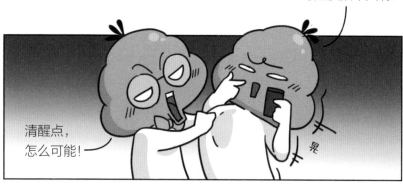

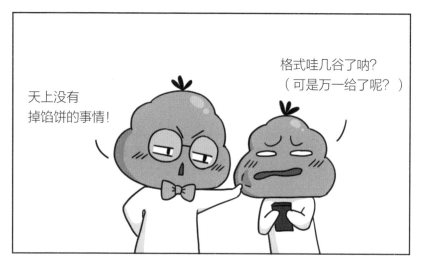

经过一番思想斗争……

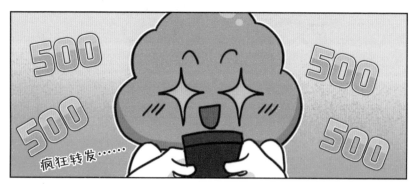

24 小时后······

全都是假的！

53

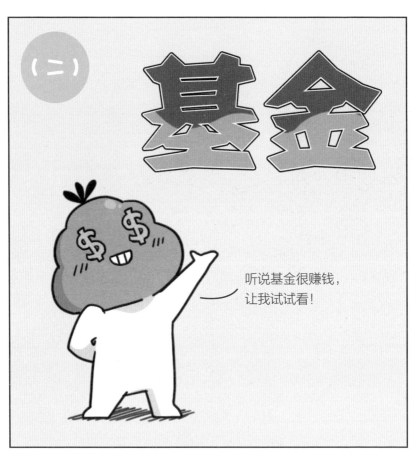

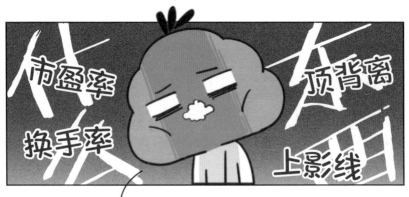

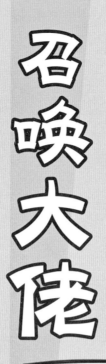

召唤大佬

您还看不懂基金吗？
只要 399 元，
专业讲师一对一，
带您躺着赚钱！

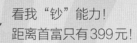

看我"钞"能力！
距离首富只有399元！

老师，怎么今天跌了 5% 啊？

抓紧补仓，和时间做朋友！

老师，都跌一周了！！！

别慌，很快就会有反弹！

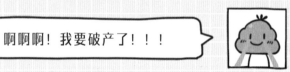

啊啊啊！我要破产了！！！

你那才几个钱！我这才是要破产了！

！　老师！你得给劲儿啊？！

！　我又被骗了吗？！

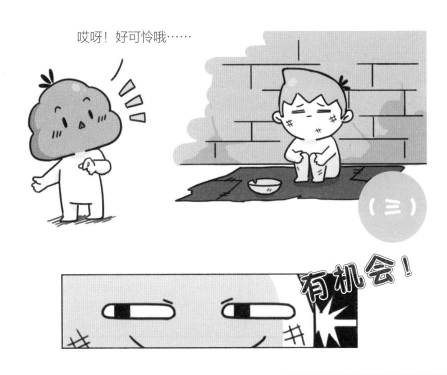

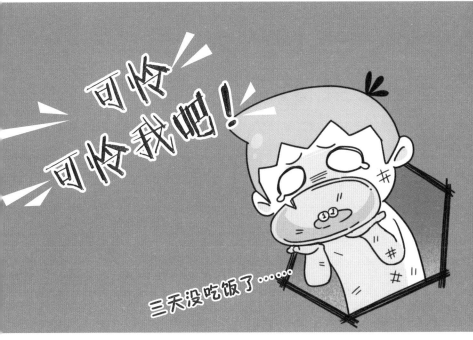

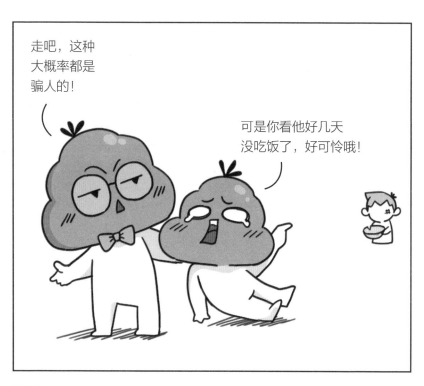

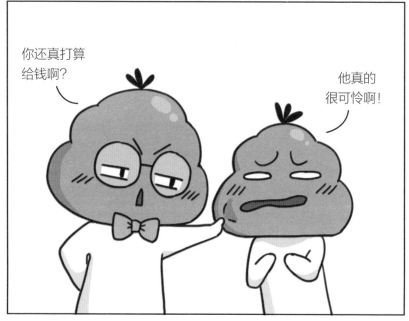

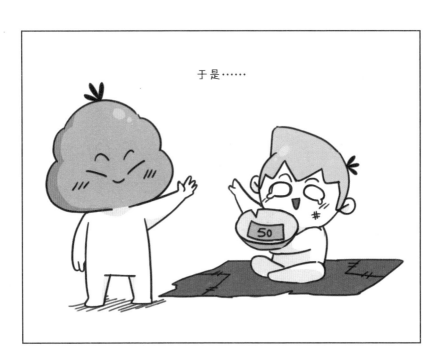

于是……

一周后……

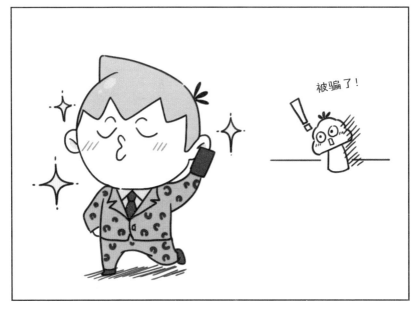

被骗了！

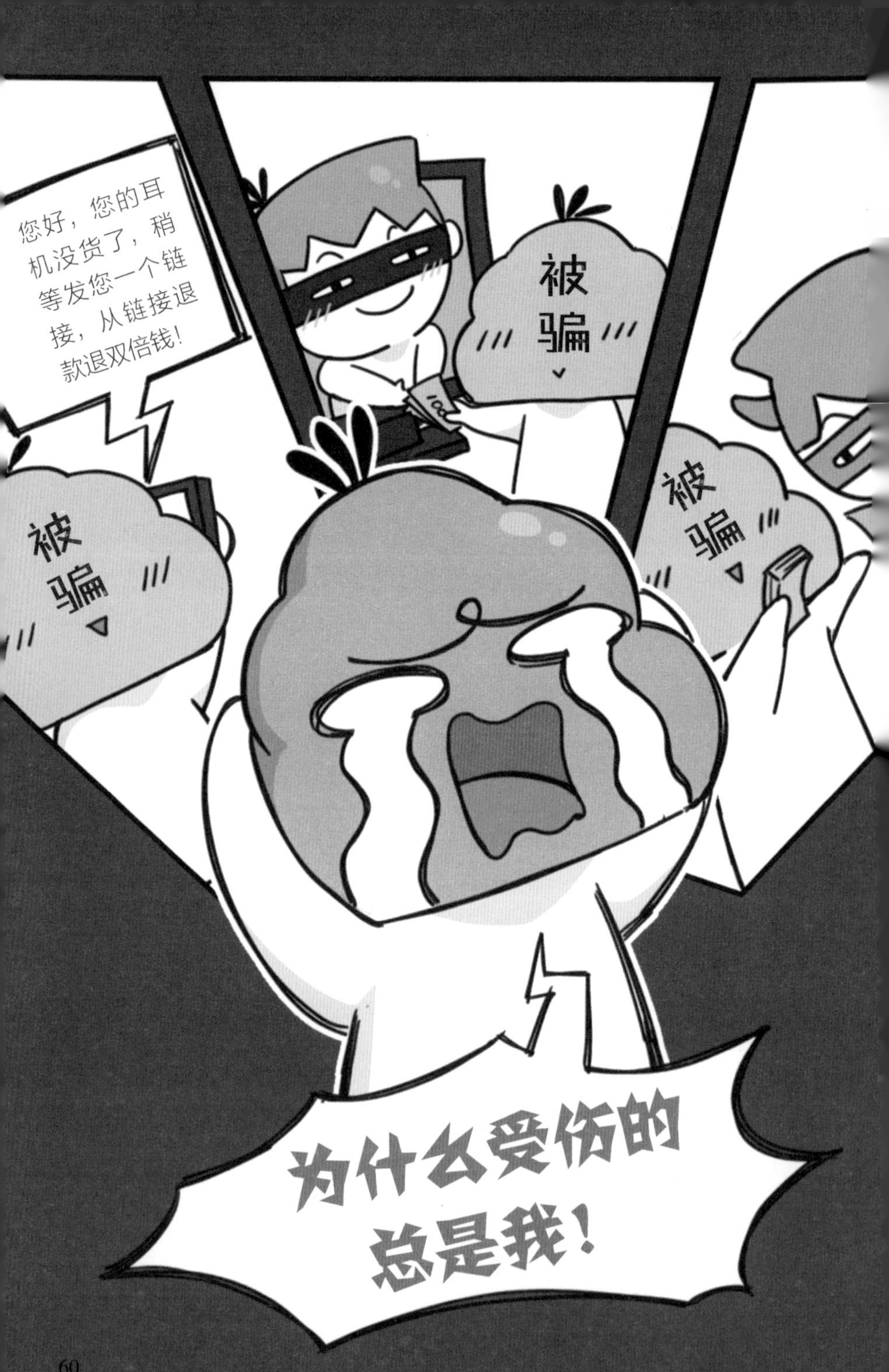
您好，您的耳机没货了，稍等发您一个链接，从链接退款退双倍钱！
被骗
被骗
被骗
为什么受伤的总是我！

因为在大脑中紧挨着海马体的地方，有一个叫作杏仁核的部位。

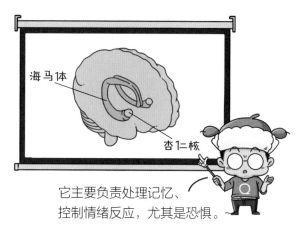

它主要负责处理记忆、控制情绪反应，尤其是恐惧。

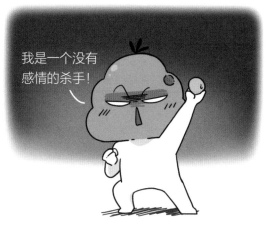

研究表明，如果这个部位受到一定程度的损害，很可能导致一个人变得容易被忽悠！

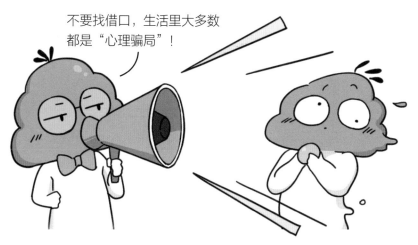

之所以谣言越假，人越容易相信，
是因为模糊且负面的信息
有着比真实且正面的内容更好的传播性。

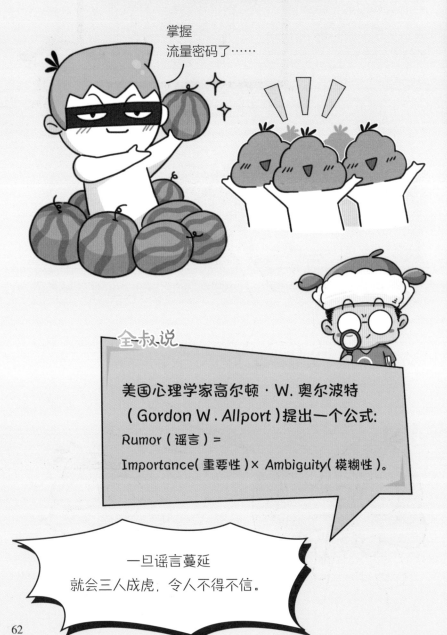

掌握
流量密码了……

全叔说

美国心理学家高尔顿·W.奥尔波特
（Gordon W . Allport）提出一个公式：
Rumor（谣言）=
Importance(重要性)× Ambiguity(模糊性)。

一旦谣言蔓延
就会三人成虎，令人不得不信。

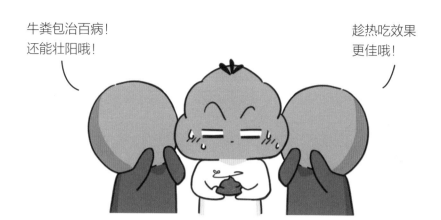

此外，骗局还喜欢利用人
盲目相信权威、喜欢随大流的心理。

传播学中有一个著名的理论——沉默的螺旋。
其大意就是：人是一种害怕被孤立的生物，
会想方设法地接受主流意见，反对少数意见。

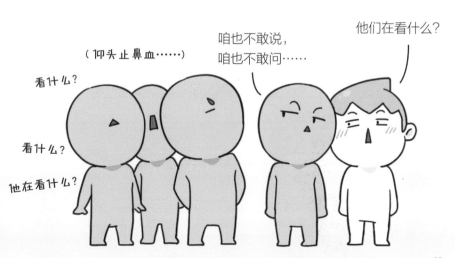

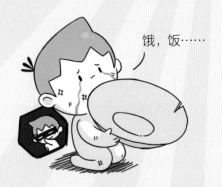

饿，饭……

最后，就是最经典
也是最有效的方法——
利用人的同情心理。
骗子会将自己摆在
绝对弱势的地位，
引发对方的同情心。

这种强弱的关系
形成后，自认为强大的一方
就会认为自己技高一筹，
从而放松警惕，
这样一来就很容易
掉入陷阱。

所以，
你懂了吗？

城里套路深，
我想回农村……

希望大家

天天快乐！

智商在线！

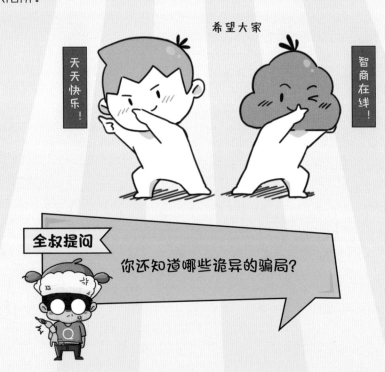

全叔提问

你还知道哪些诡异的骗局？

64

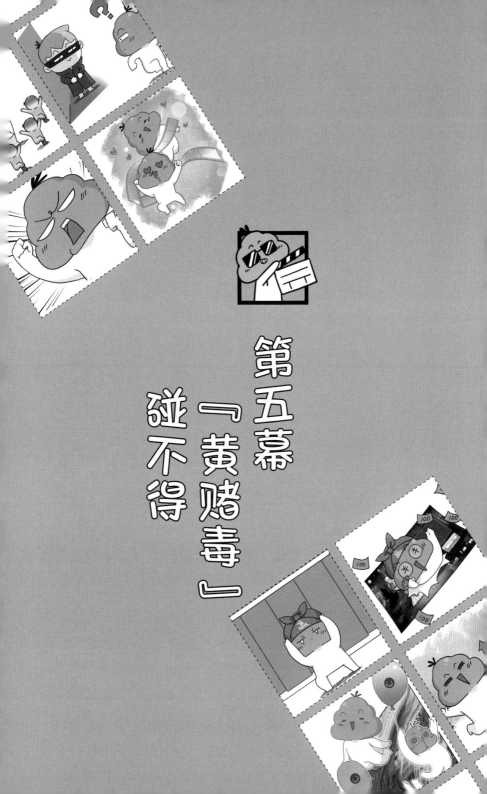

第五幕
「黄赌毒」
碰不得

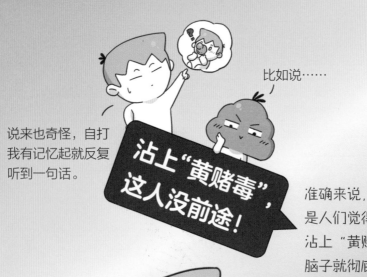

说来也奇怪，自打
我有记忆起就反复
听到一句话。

比如说……

沾上"黄赌毒"，
这人没前途！

准确来说，
是人们觉得
沾上"黄赌毒"，
脑子就彻底坏掉了。

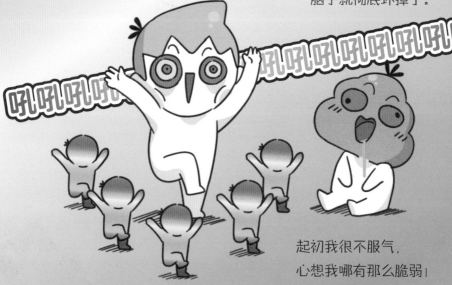

吼吼吼吼吼吼吼吼吼吼吼吼吼吼吼吼

起初我很不服气，
心想我哪有那么脆弱！

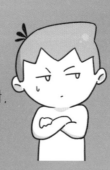

我哪有！

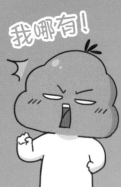

可我越想越觉得
这并非空穴来风。
于是，我决定查清
"黄赌毒"究竟有多大的能耐，
以及它们是如何荼毒大脑的。

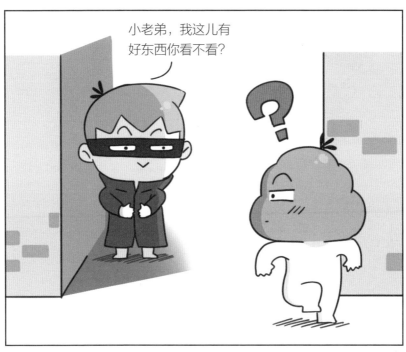

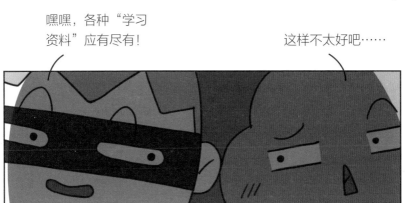

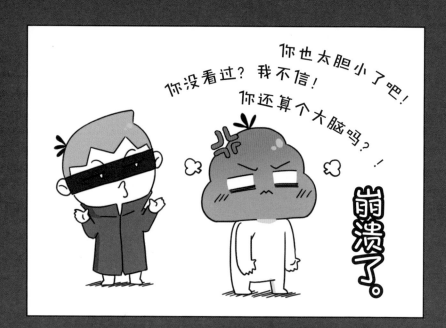

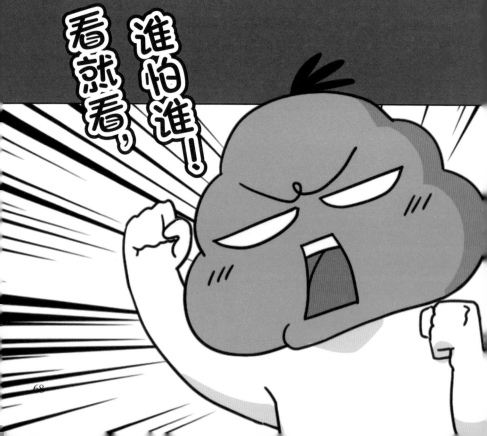

30 分钟后……

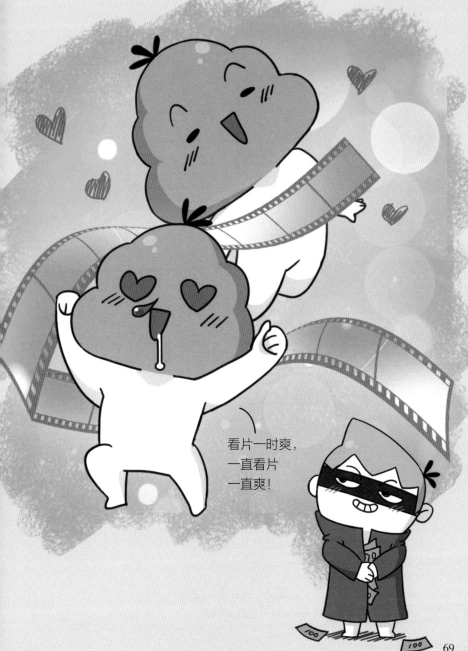

看片一时爽，
一直看片
一直爽！

69

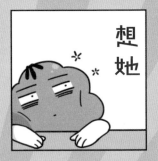

从那以后——

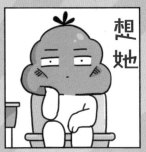

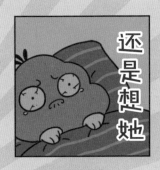

整个脑都崩溃了……

我再也不搞黄色了……

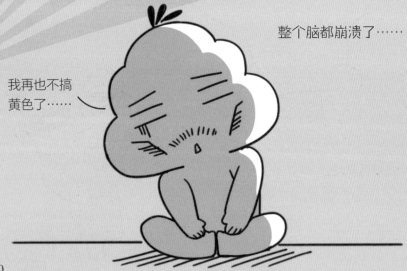

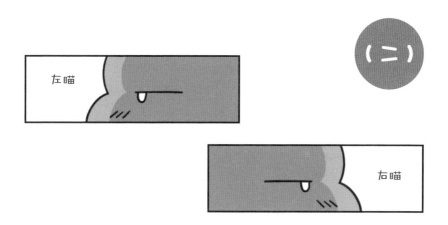

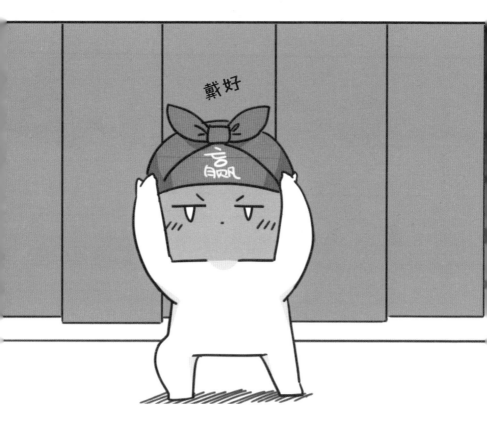

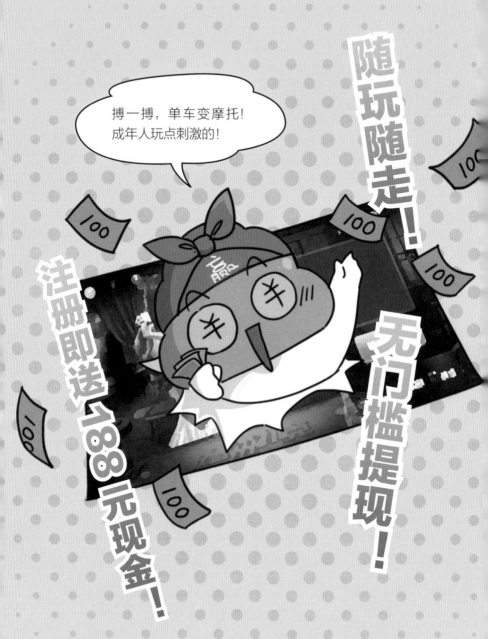

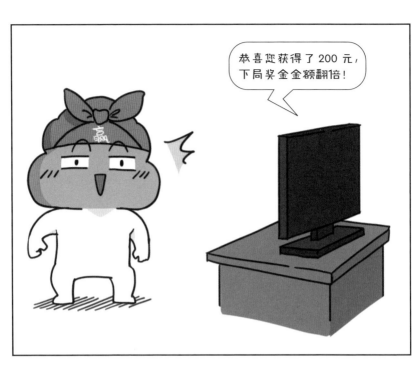

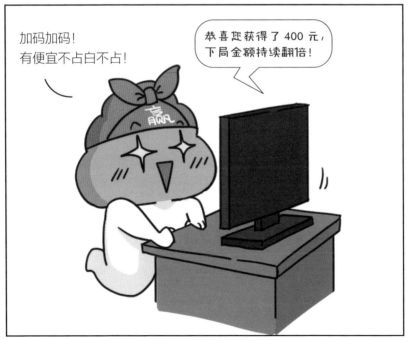

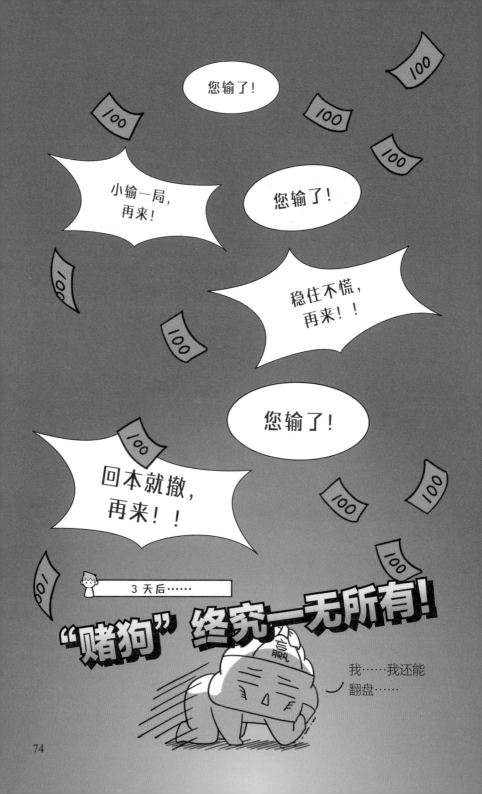

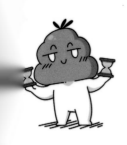

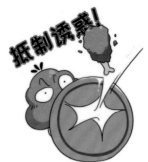

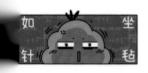

只要我选择躺平，
就没有人能cpu我

天晴了，雨停了，
我又觉得我行了！

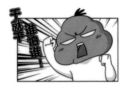

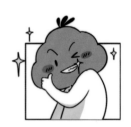

我升华了

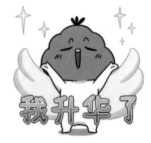

淦！

请勿打扰，白日做梦中······

薪尽自然凉······

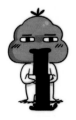

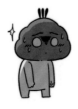

嘿！
嘿！嘿！

你们就
运点儿出息？！

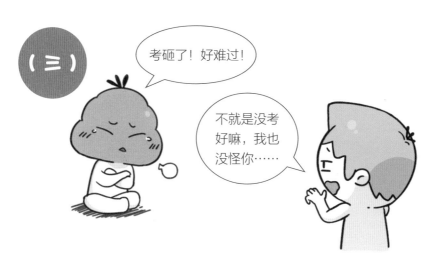

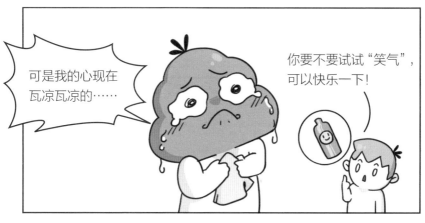

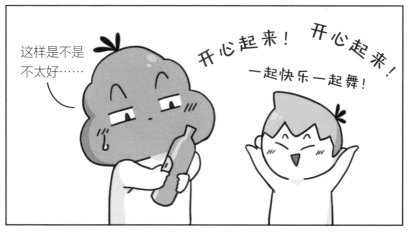

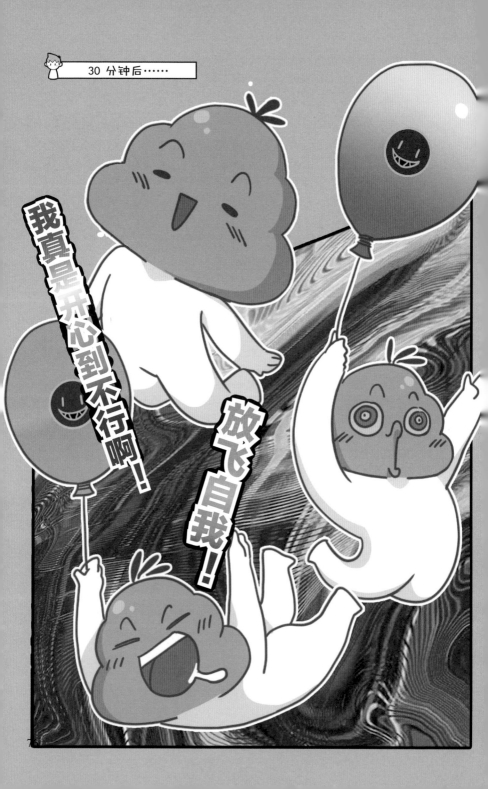

之后的几天……

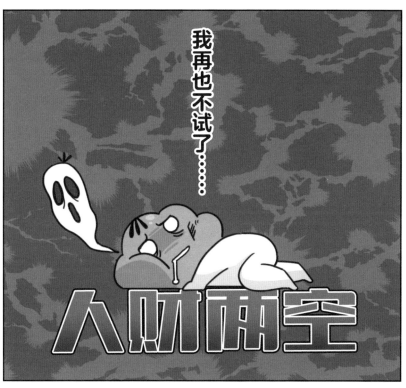

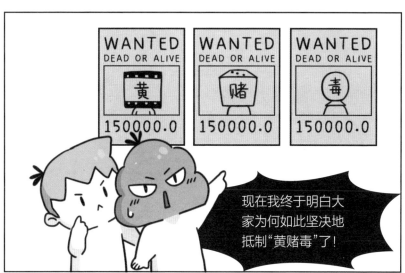

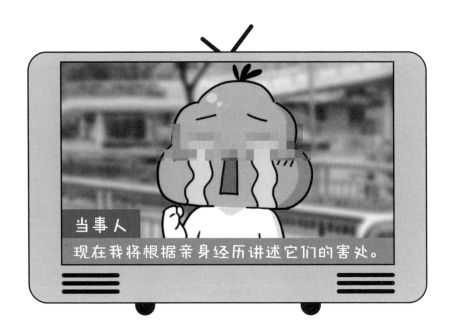

当事人

现在我将根据亲身经历讲述它们的害处。

虽然大家都知道"色字头上一把刀"，
但却不知道长期接触色情内容真的
能让人的大脑变得迟钝。

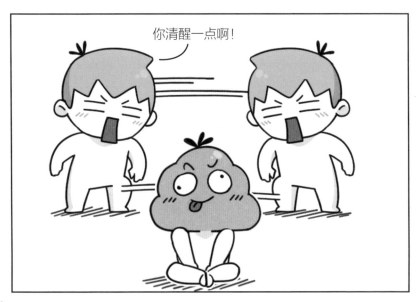

你清醒一点啊!

因为浏览色情内容时，大脑会加速分泌多巴胺。而过量的多巴胺堆积在大脑里就会让大脑失去思考能力。

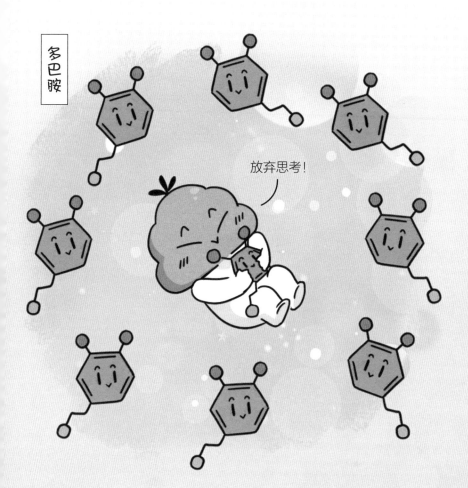

多巴胺

放弃思考！

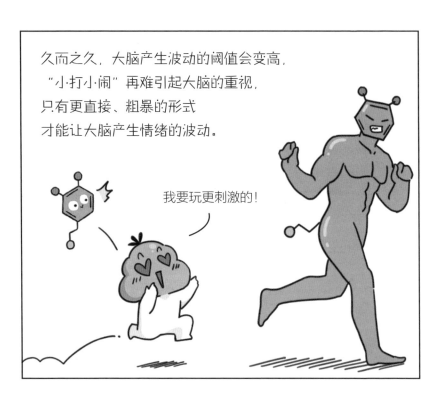

久而之久，大脑产生波动的阈值会变高，
"小·打·小·闹"再难引起大脑的重视，
只有更直接、粗暴的形式
才能让大脑产生情绪的波动。

我要玩更刺激的！

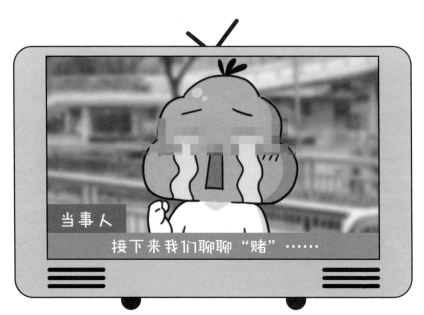

当事人

接下来我们聊聊"赌"……

虽然坊间流传着
"小赌怡情，大赌伤身" 的说法，
但赌就是赌，没有大小之分。

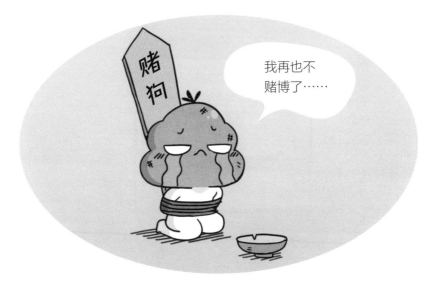

从你赌的那一刻开始，
你便落入了赌场老板的陷阱，
而他利用的正是你引以为傲的大脑。

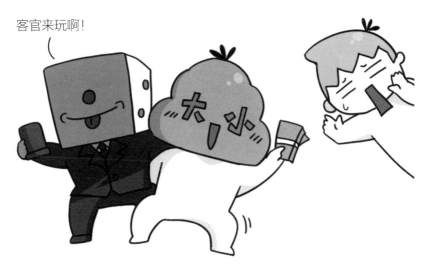

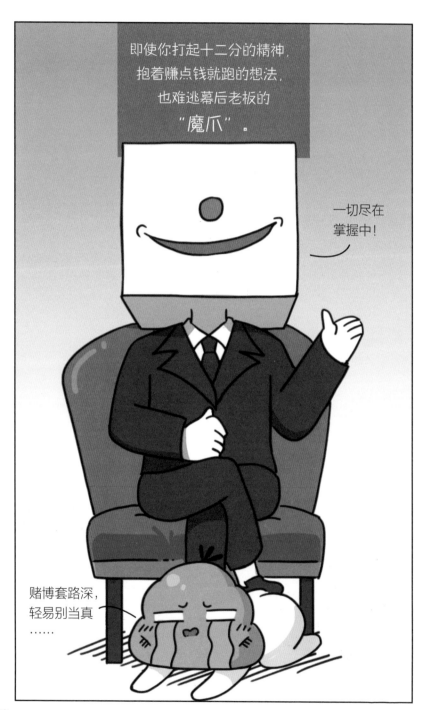

起初的你会疯狂赢钱，
这时大脑会喷涌出巨量的多巴胺，
让你整个人开心到不行。

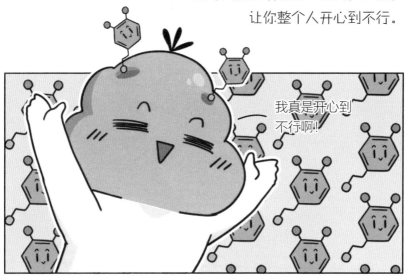

即使你尚有一丝理智，
准备见好就收，
他们也会软硬兼施，想尽一切法子留住你。

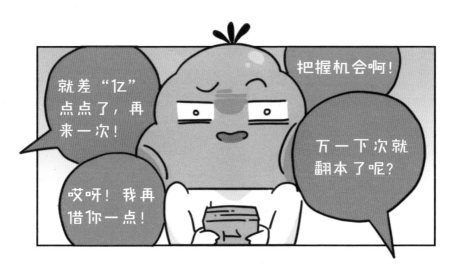

最终，你只能继续战斗。

赢的时候，你想着：
再多赢一局，再赢
一局我就撤……

输的时候，你又想着：
都输这么多了，
怎么也该赢了……

这时的你，早已忘记了
自己最初的目的，
想翻盘的欲望将击溃你所剩无几的理智。

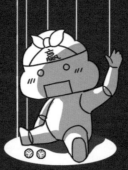

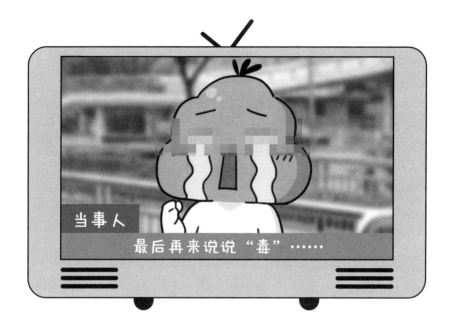

当事人

最后再来说说"毒"……

　　"黄"和"赌"都有一个逐渐发展的过程。
　　相比之下，"毒"则更加简单、直接。

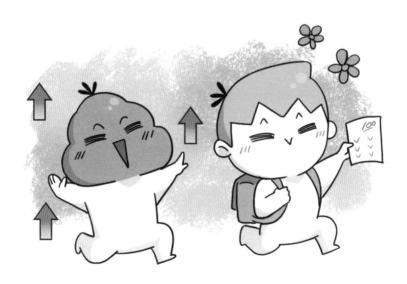

　　如果说考试得满分，或是工作中被领导表扬，
　　能令大脑感到愉悦；

那么，吸食毒品
就能在短期让这种愉悦感飙升。

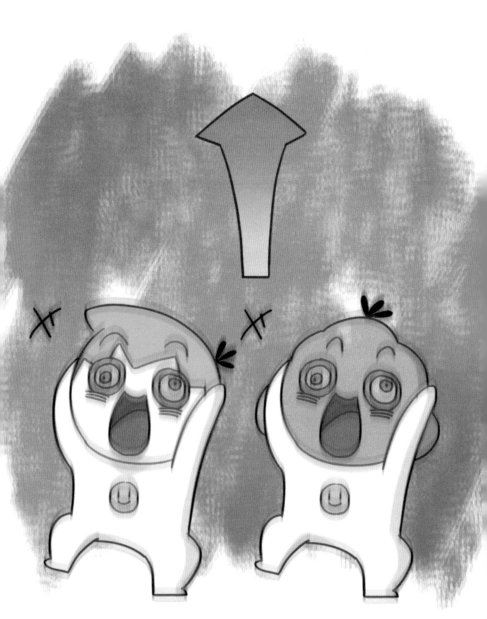

你以为这是件好事？

别闹了，因为大喜之后便是大悲。
等毒品的劲儿过了，
你将陷入极致的空虚。

亲人、爱人、尊严、金钱，
这些曾经被你
珍视的一切
都将被你抛诸脑后。

都没了，
全都没了……

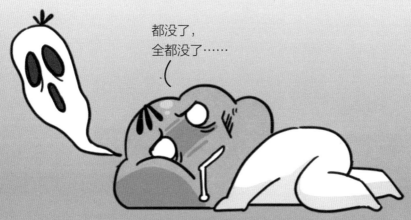

你脑子里想的只有
如何才能找到更刺激的品种，
如何才能搞到更大的剂量……

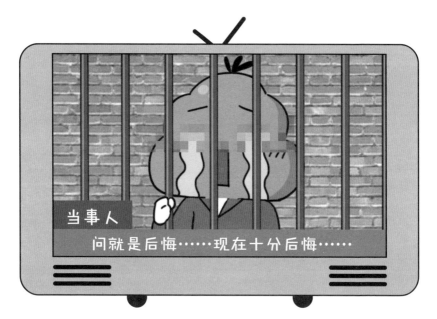

所以，"黄赌毒"真的可以毁掉一个人的脑子，
为了您和他人的幸福请坚决抵制"黄赌毒"！

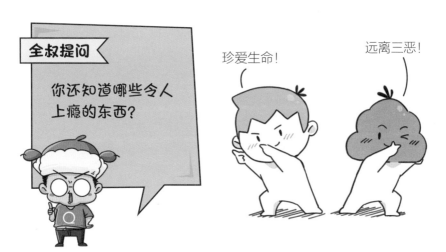

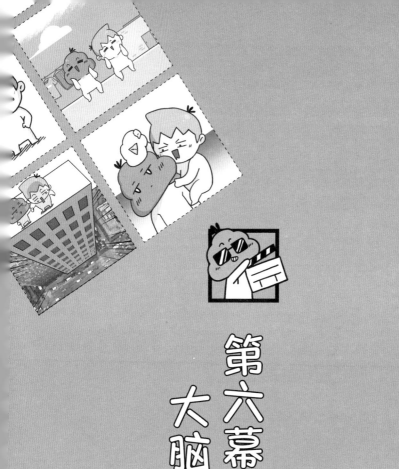

第六幕
大脑爱「作死」

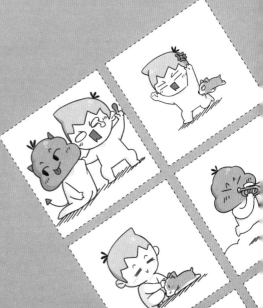

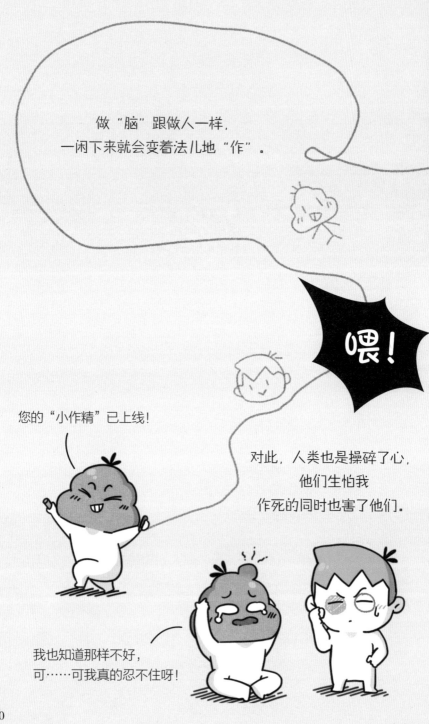

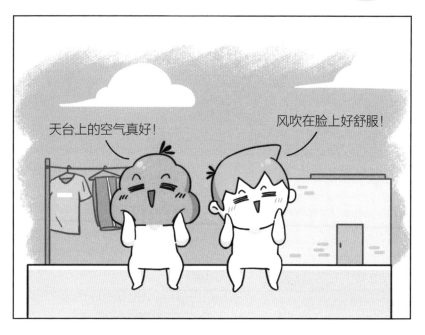

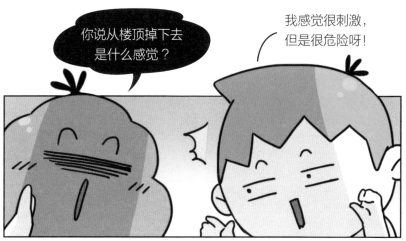

* 危险动作，请勿模仿！

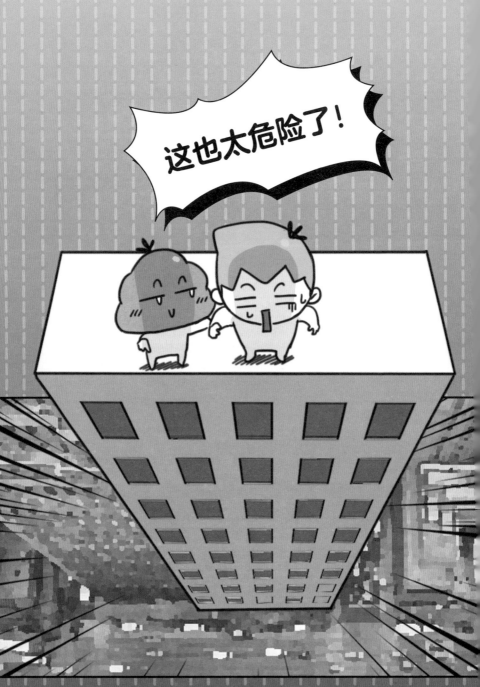

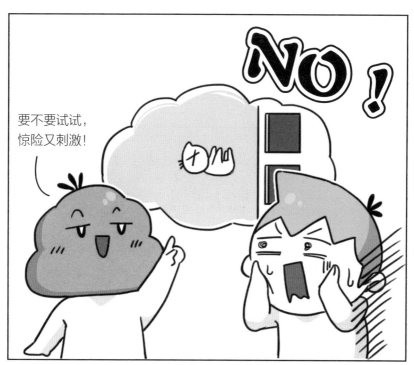

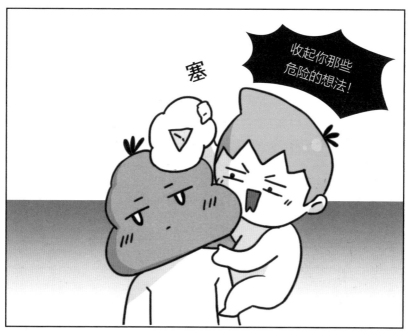

93

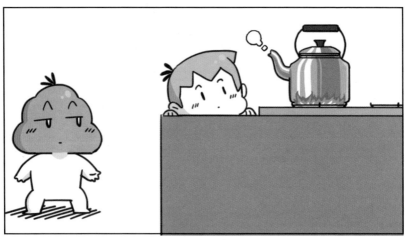

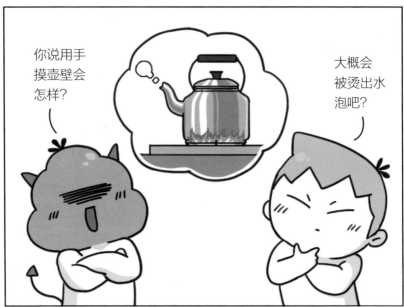

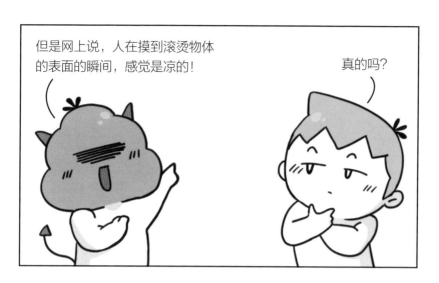

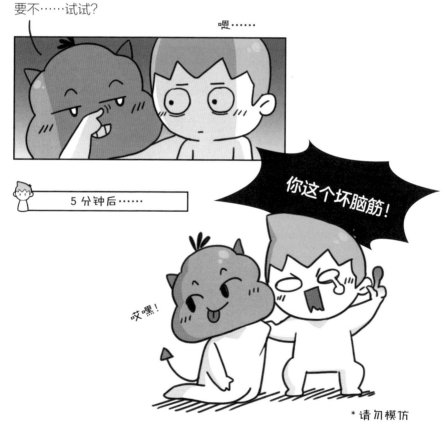

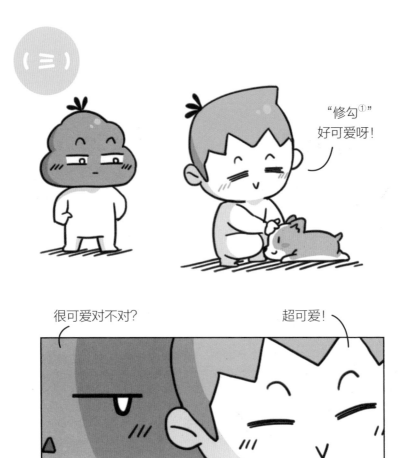

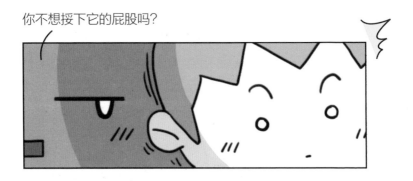

①修勾：网络流行词，是小狗的意思。

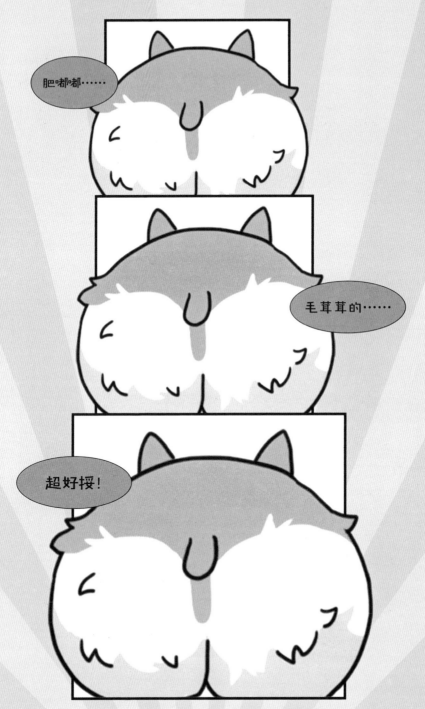

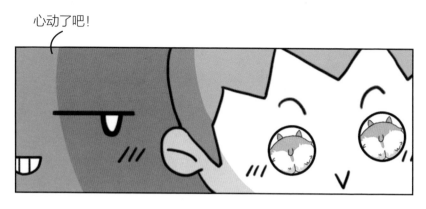

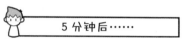

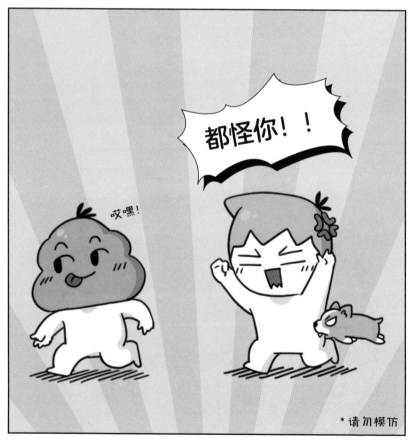

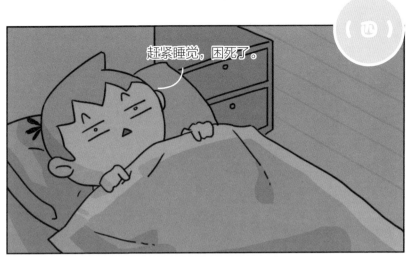

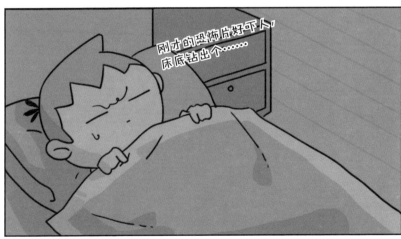

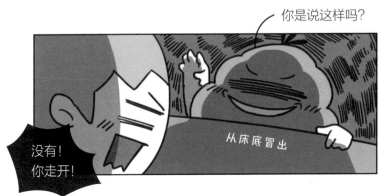

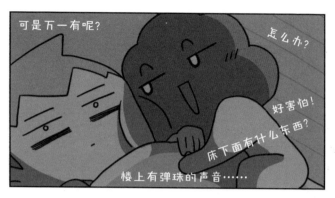

 第二天早晨……

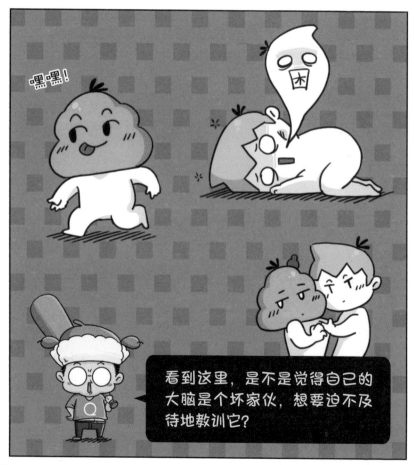

这是一种很常见的心理现象，在心理学中被称作侵入性思维（intrusive thoughts）。

侵入性思维是一种进入个体意识层面的想法，涉及的内容一般是具有攻击性的、色情的、引起焦虑的或是自我贬低的。

攻击性的
色情的
焦虑的

不过，
对于大多数人而言，
这种想法往往
来得快，去得也快，
并不会造成任何实质性的影响。

悲伤了……

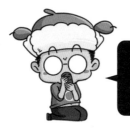

可也有一小部分人会疯狂钻牛角尖，陷入无边无际的恐惧和自责。

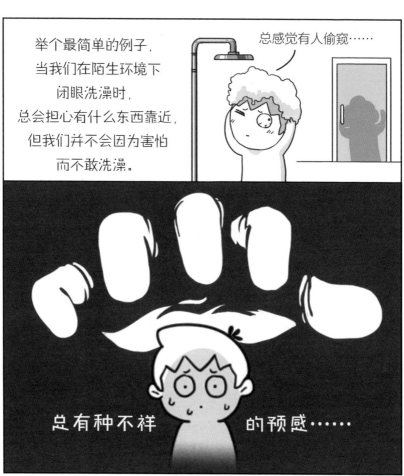

举个最简单的例子，当我们在陌生环境下闭眼洗澡时，总会担心有什么东西靠近，但我们并不会因为害怕而不敢洗澡。

总感觉有人偷窥……

总有种不祥的预感……

可对于那一小部分人来说，闭上眼想的就是恐怖电影，他们总觉得黑暗中会伸出一只手。

如果你正因为
侵入性思维而感到困扰，
不妨试着和自己那颗
"爱作"的大脑和解。

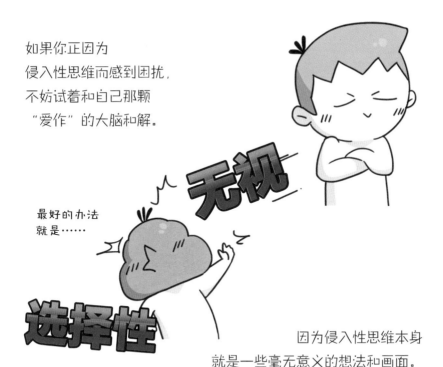

最好的办法
就是……

无视

选择性

因为侵入性思维本身
就是一些毫无意义的想法和画面。
你越是强迫自己忘记，
越是自责，越会加深对它的印象。

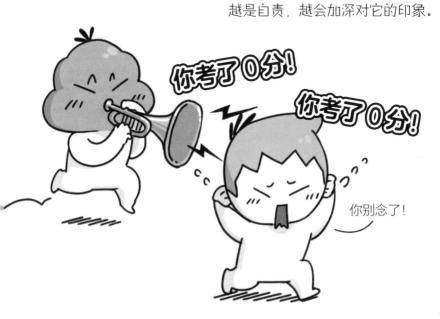

你考了0分！

你考了0分！

你别念了！

对此，有学者提出，
侵入性思维就如同垃圾一样，
是我们大脑意识的附属品，
只要不过度关注
它就会消失。

人之所以为人，
就是因为人具备审视
自我的能力。
适度地自省可以让我们
成就更好的自己。

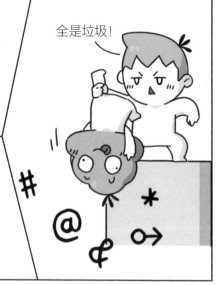

全是垃圾！

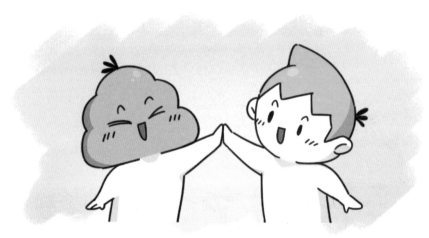

全叔提问

你产生过哪些"作死"的想法？

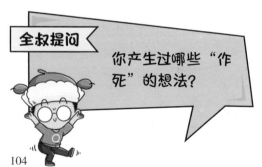

过分纠结侵入性思维，
深陷恐惧或自责的情绪，
只会让我们
因噎废食，因小失大。

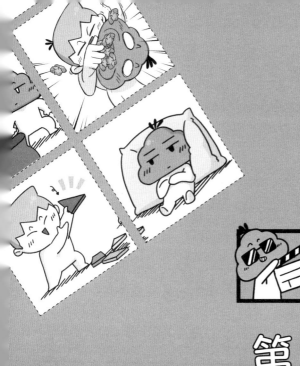

第七幕
补脑等于「智商税」

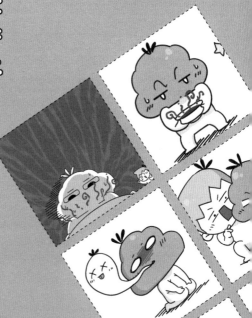

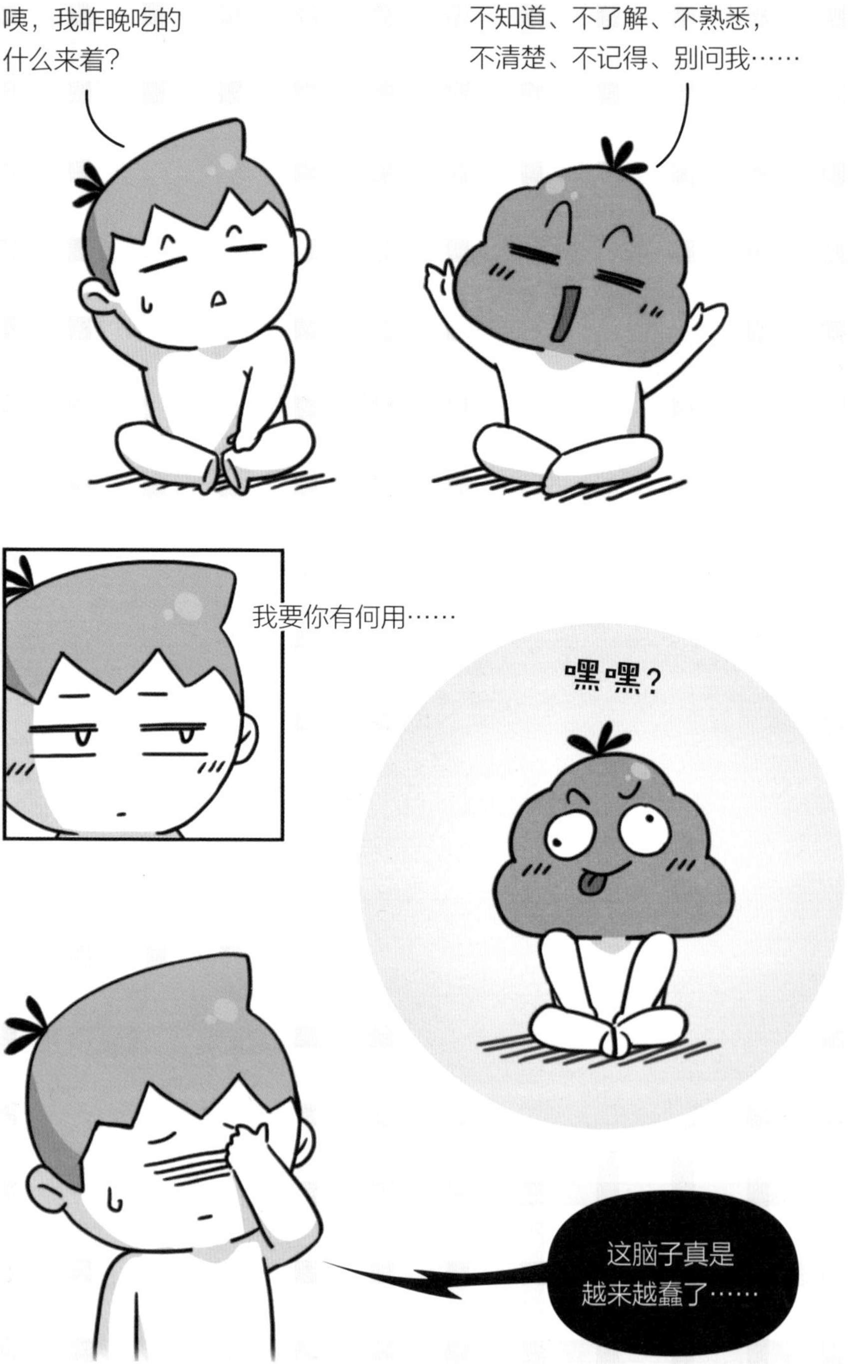
咦，我昨晚吃的
什么来着？
不知道、不了解、不熟悉，
不清楚、不记得、别问我……
我要你有何用……
嘿嘿？
这脑子真是
越来越蠢了……

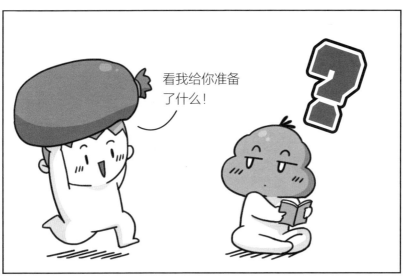

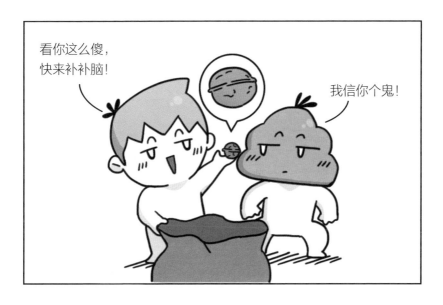

107

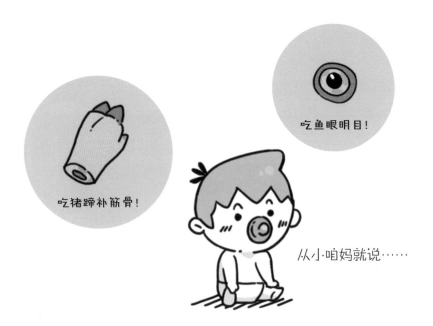

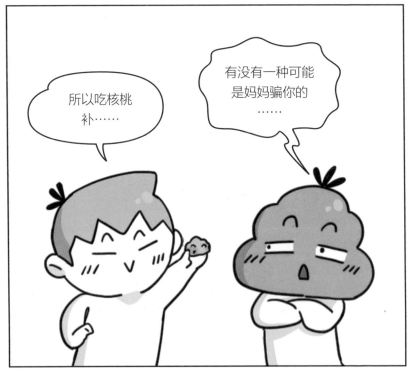

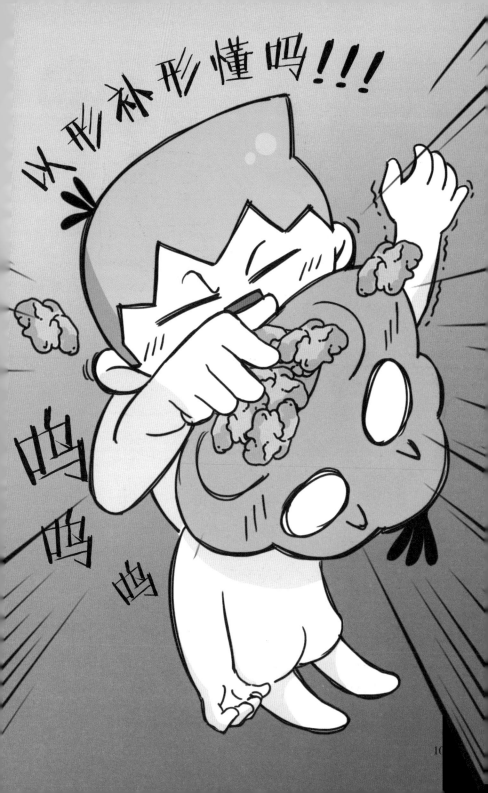

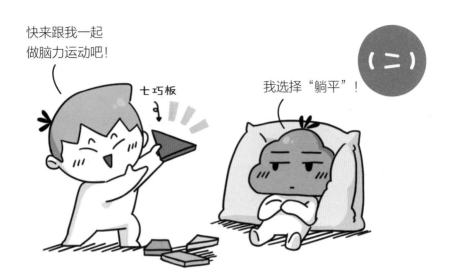

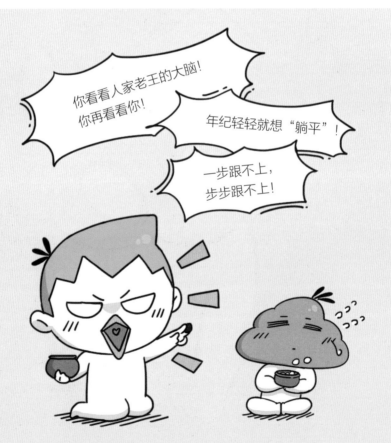

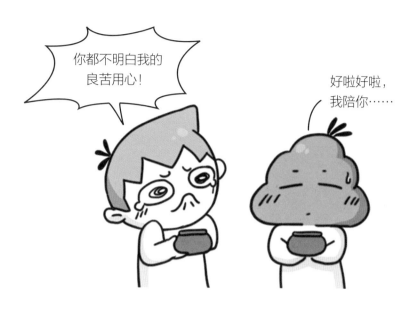

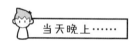

当天晚上……

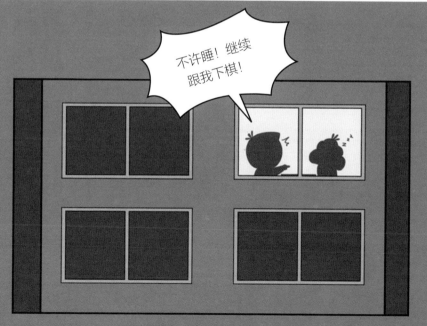

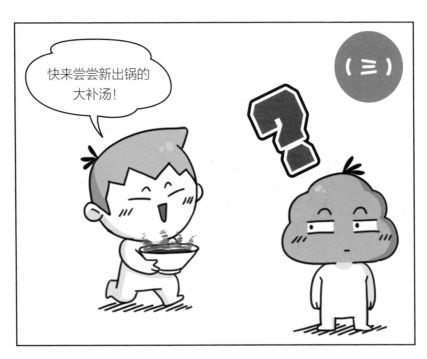

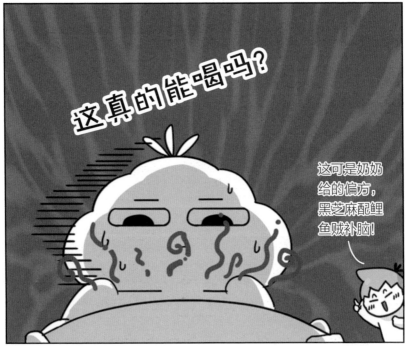

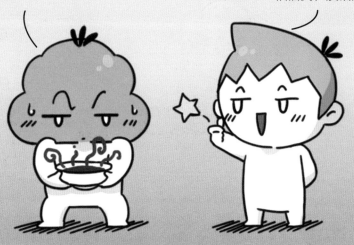

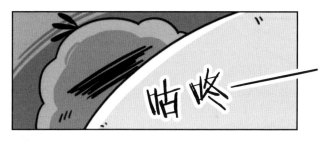

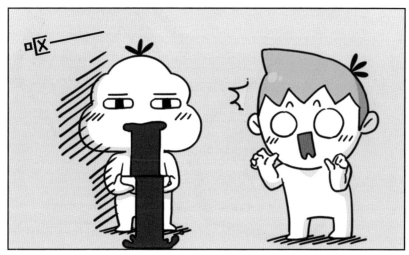

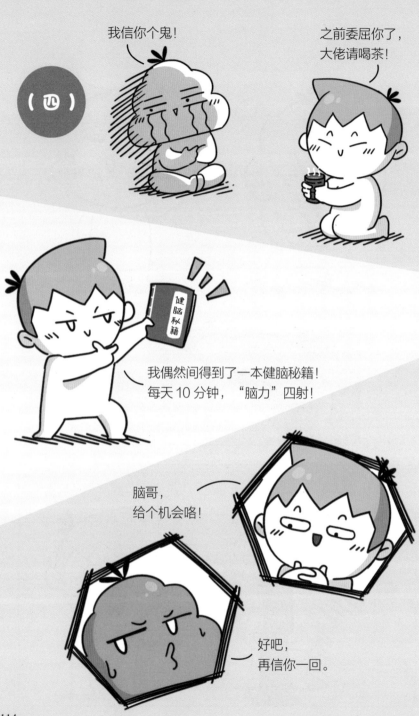

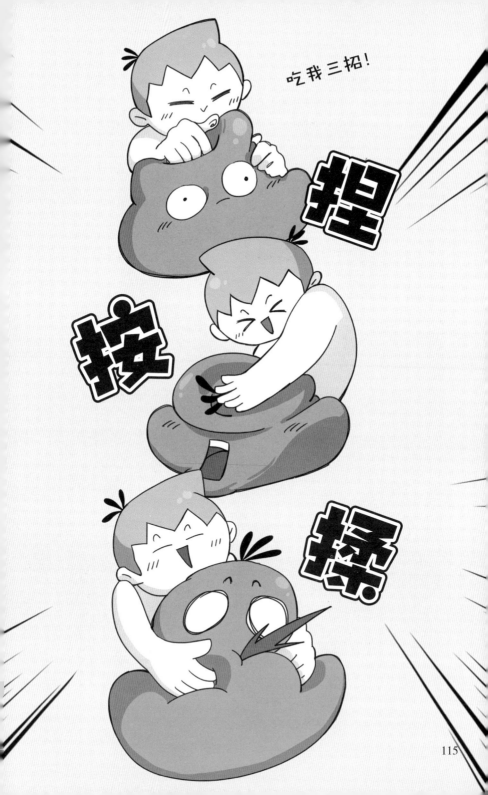

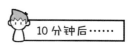
10 分钟后……

脑哥，你有感觉自己
变聪明了吗？

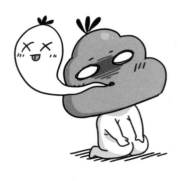

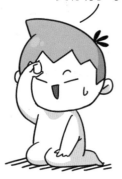

相信大家都有过
主动或被动的
补脑经历。

研究表明，虽然大脑只
占体重的 2% 左右，但
每日却需要消耗身体总
能量的 20% ~ 25%。

所以补脑很关键，
请牢记哟！

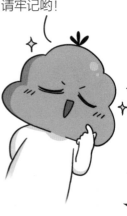

你个魔鬼！这些都
是你告诉我的！

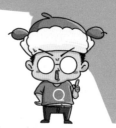

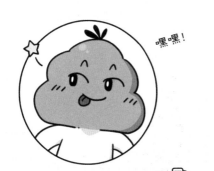

嘿嘿！

核桃，之所以被称为
补脑之王，
一部分原因是剥开的核桃仁
和我们脑瓜仁实在太像了！

是兄弟就一起来补脑！

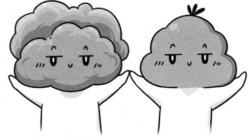

不过核桃倒也没辜负
大家的厚望，
它内含一种名为
Ω-3脂肪酸的物质。

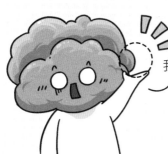

我的脂肪酸！

这种物质可以补充
大脑所需的营养，
并一定程度地促进
大脑发育。

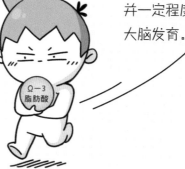

Ω-3
脂肪酸

但也别开心得太早，
因为只有小孩吃了管用，
大人吃了白瞎。

117

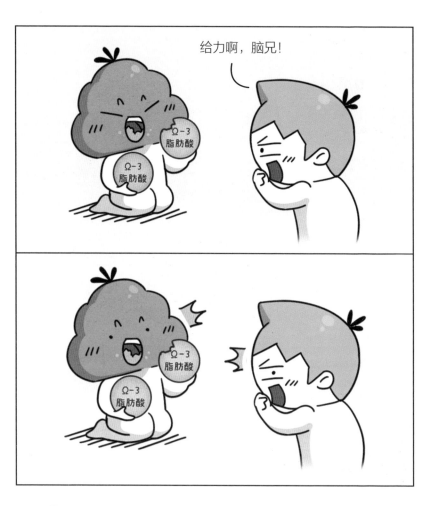

此外，像黑芝麻、鱼类，
再或者是豆制品、绿叶蔬菜，
也大多只是补充蛋白质、
维生素或氨基酸，
虽对大脑有益，但却无法补脑。

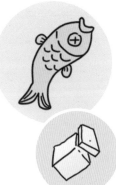

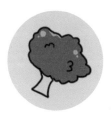

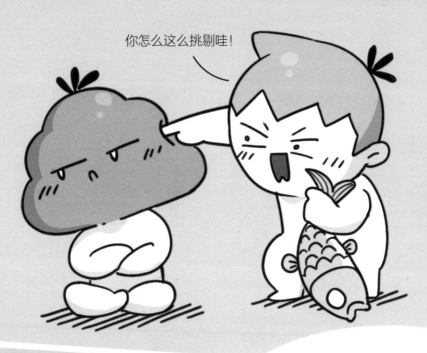

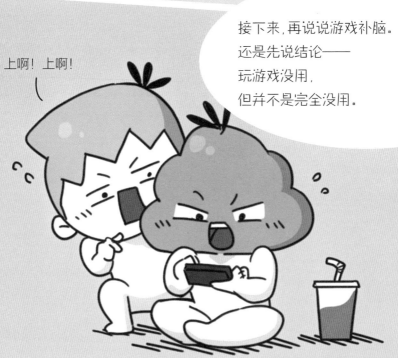

玩策略类游戏、竞技类游戏
并不会让我们的智商实质性变高，
但却能在某种意义上
提升我们的反应和决策力。

你跟得上我的
速度啊！

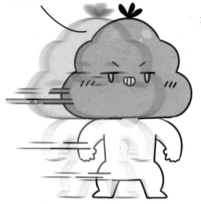

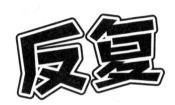

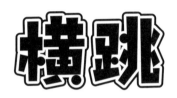

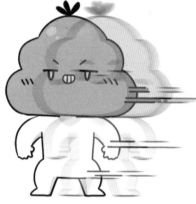

换言之，就是让我们
看起来更聪明、更机灵一些。

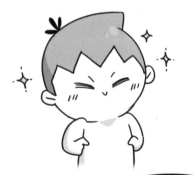

总的来说，与其考虑如
何补脑，倒不如学习一
下如何"护脑"。

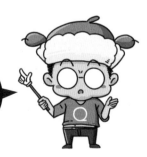

研究发现，高糖饮食
会降低大脑的学习能力、记忆力。

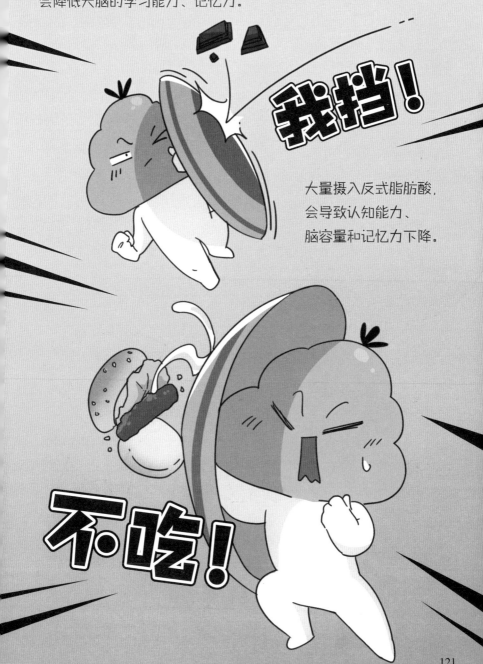

大量摄入反式脂肪酸，
会导致认知能力、
脑容量和记忆力下降。

长期高盐饮食则会摄入比较多的钠离子，
影响大脑神经元的信号传导，
降低大脑的记忆和认知功能。

抵制诱惑！

如果你平时饮食不注意，
那你花再多的心力补脑
也是无用。
爱护大脑，请从点滴做起！

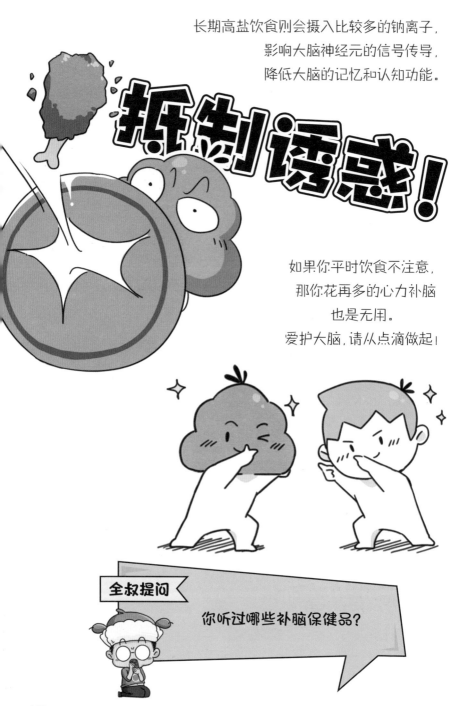

全叔提问

你听过哪些补脑保健品？

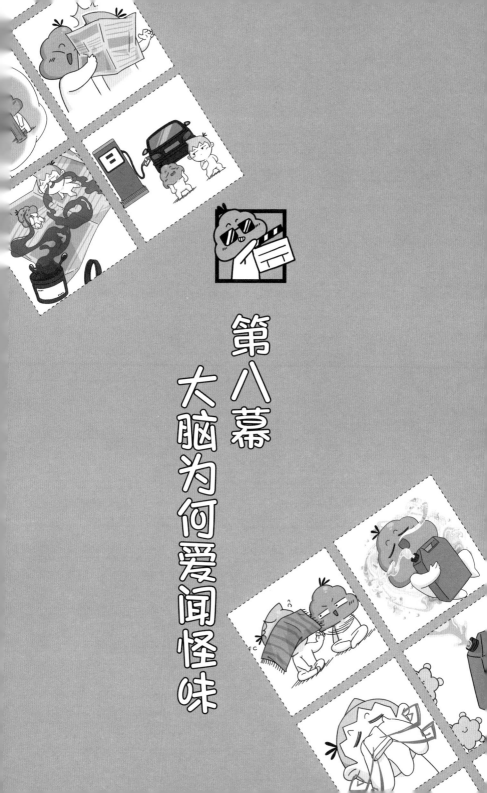

第八幕
大脑为何爱闻怪味

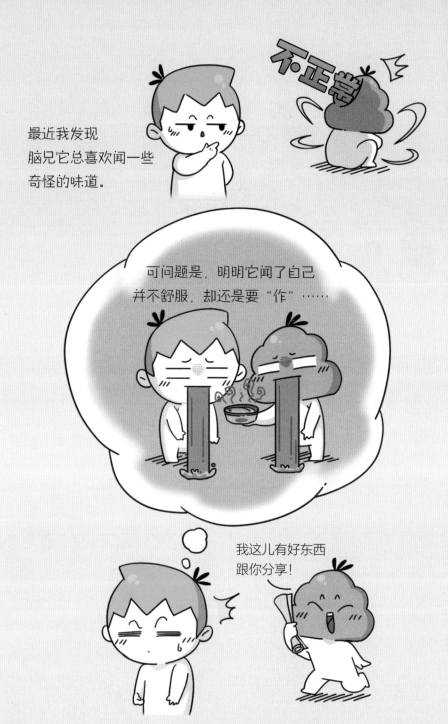

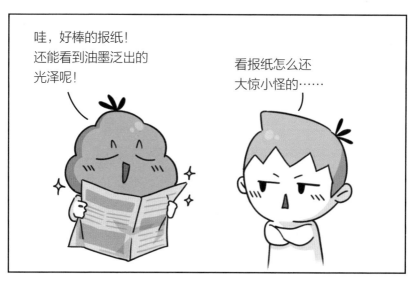

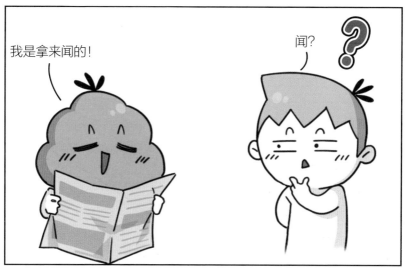

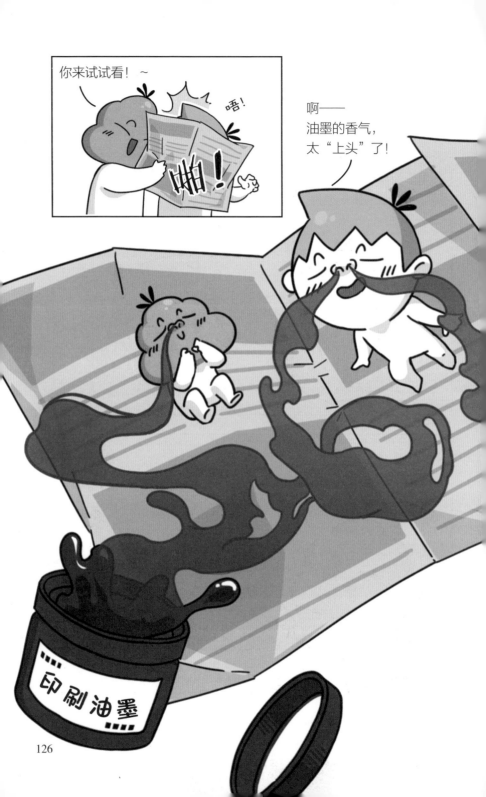

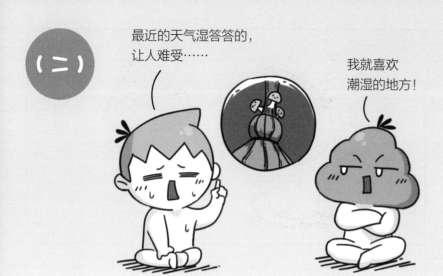

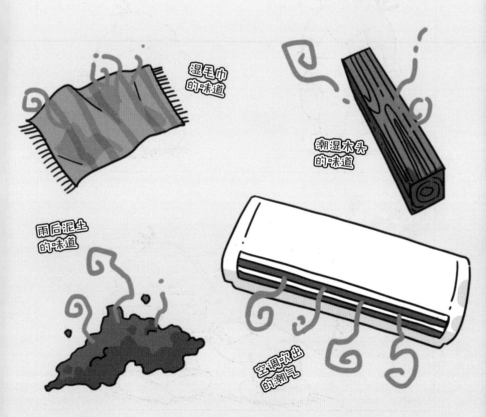

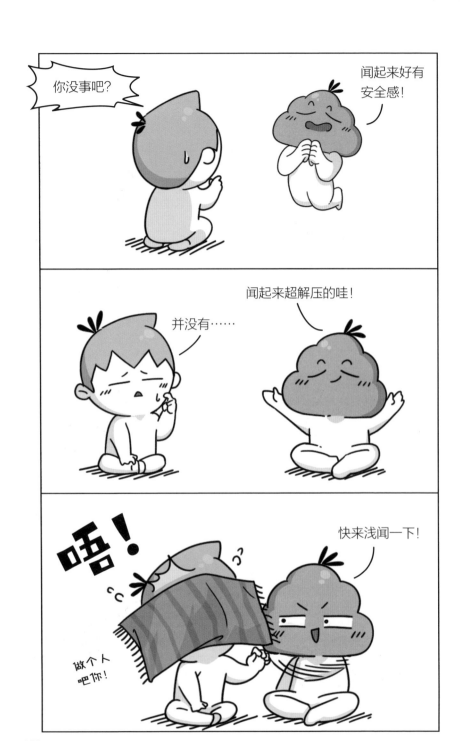

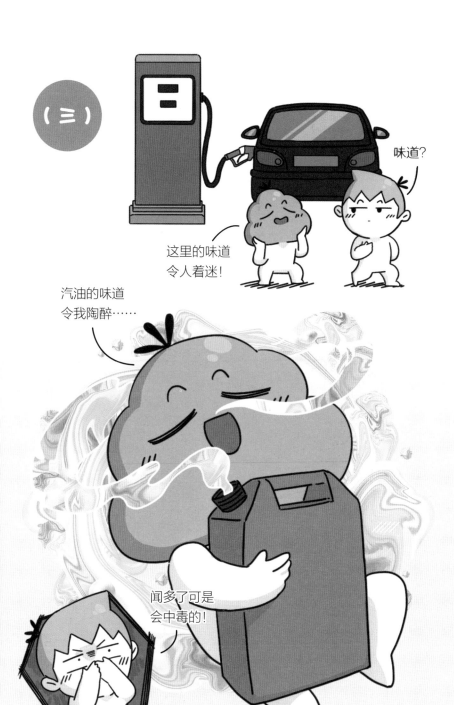

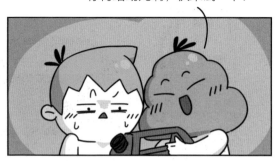

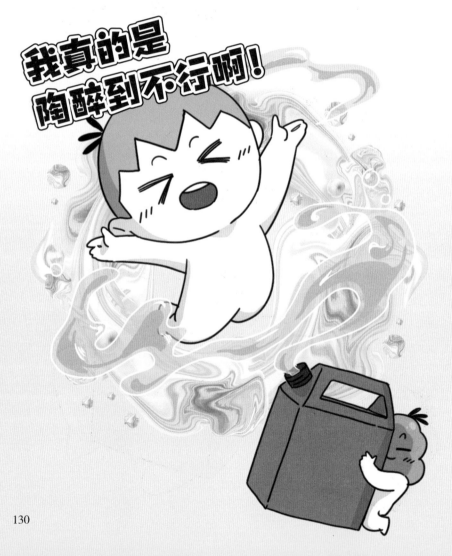

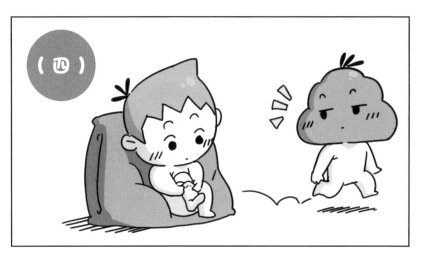

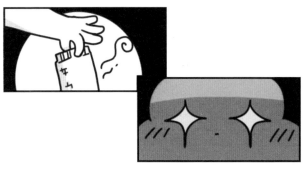

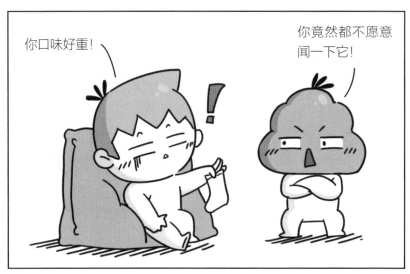

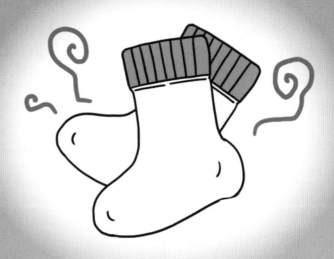

你可别骗我！

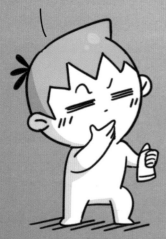

闻了才知道要不要换袜子啊！而且自己的味道会给自己一种莫名的安全感！

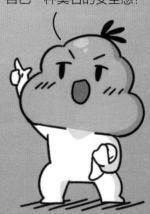

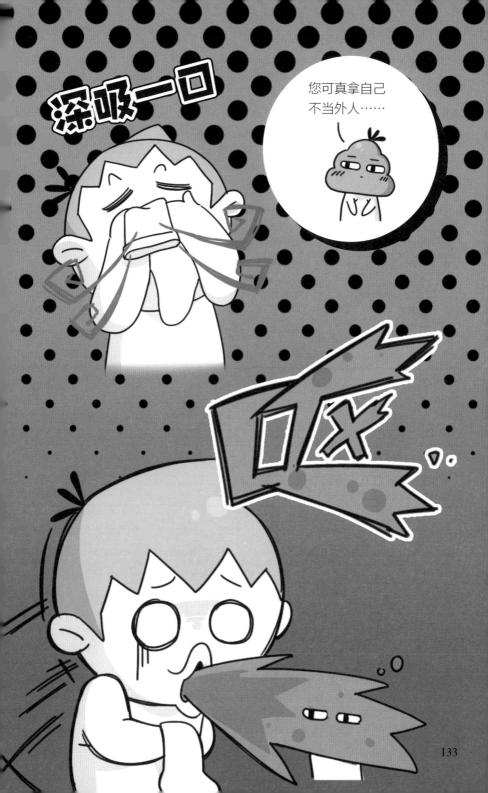

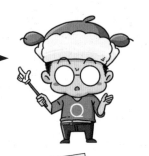

如果你也出现
相似的情况，
不要惊慌，不要难　，
因为这是一种很常见的行为！

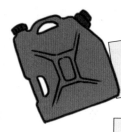

某孕妇爱上闻汽油味，试图购买散装汽油，丈夫求助网友！

11岁男孩酷爱闻汽油味，多次求医未果，如今竟开始喝汽油！

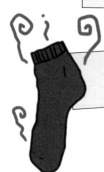

一男子喜欢脱袜子后先闻一闻，结果致肺部真菌感染！

不过，常见
并不意味着这种行为可取。

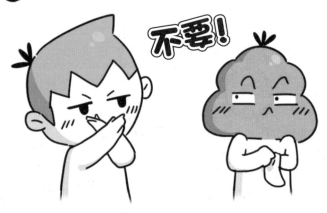

之所以有人喜欢闻汽油、
柴油或是沥青、油漆的味道，
是因为它们通常
含有一种含苯的芳香烃。

就是我！

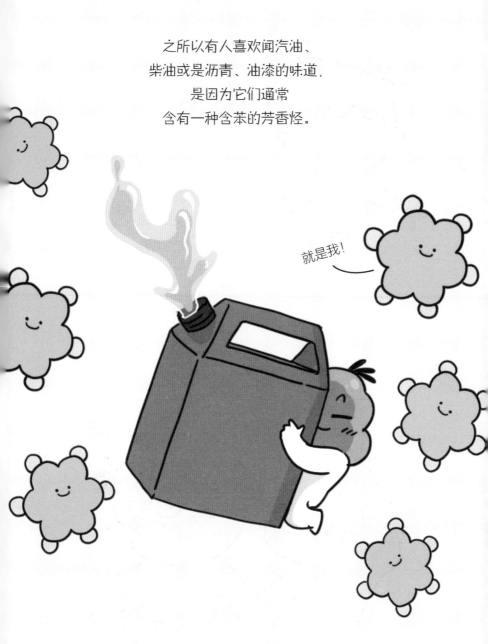

大多数人闻到这种气味后，
会出现头晕或呕吐症状。
可如果你体内的锌元素含量
远低于平均水平的话——
你就有可能爱上这种气味。

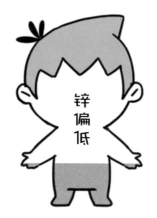

可问题是过量吸入这类气体
有可能损害神经中枢系统，
导致神志不清、记忆力减退，甚至引发白血病。

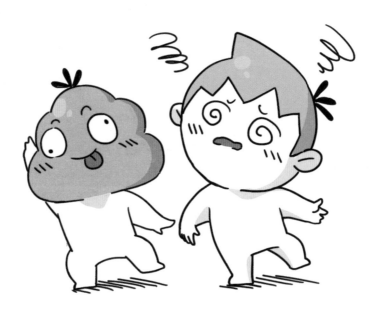

所以比起沉迷汽油的"香气",
还是更应该借助
苹果、坚果、瘦肉或者海鲜
来补充身体缺乏的锌。

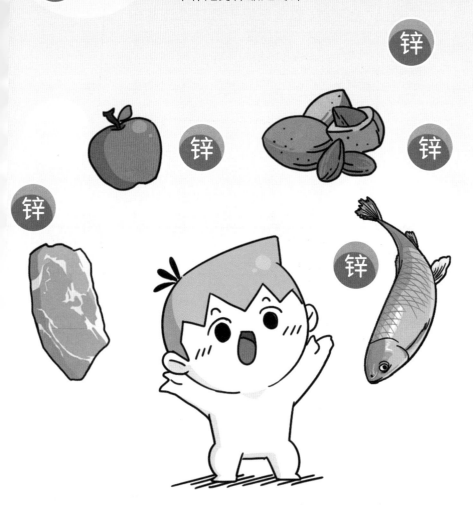

至于喜欢闻潮湿的味道,
其实是我们误入了
细菌布下的"陷阱"。

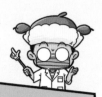

这种味道主要源于放线菌分泌的土臭素。放线菌会以此为诱饵吸引土壤中的蜘蛛、螨虫和跳虫前来进食，并趁机借助虫子们完成自己的生命周期！

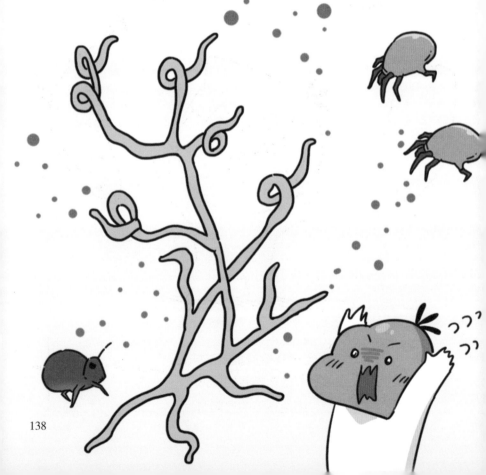

下面再来说说
爱闻臭袜子、腋下的原因。
这种行为其实属于

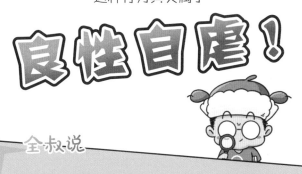

良性自虐！

全叔说

　　美国宾州大学心理学教授保罗·罗津（Paul Rozin）认为：自虐本来是消极的行为，身体和大脑会因此感到威胁。
　　但良性自虐往往不会造成十分严重的危险，甚至会让人享受大脑被愚弄的感觉，从而获得一定的精神快感。

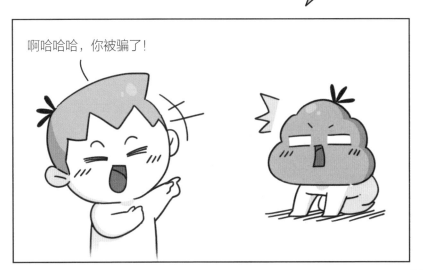

啊哈哈哈，你被骗了！

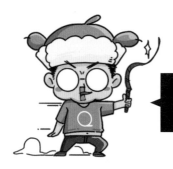

换言之，人类的确很喜欢在危险的边缘反复试探。

从严格意义上来说，
对某类气味有着特殊的偏好，
属于异味癖的范畴。

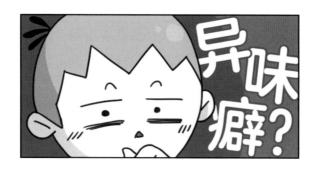

不过大多数人的这种心理都可控并且十分轻微，
如果你对异味的狂热已经影响了生活，
一定要记得及时问诊哦！

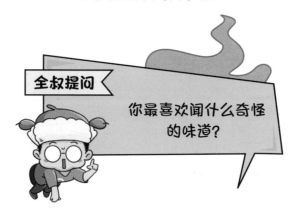

全叔提问

你最喜欢闻什么奇怪
的味道？

140

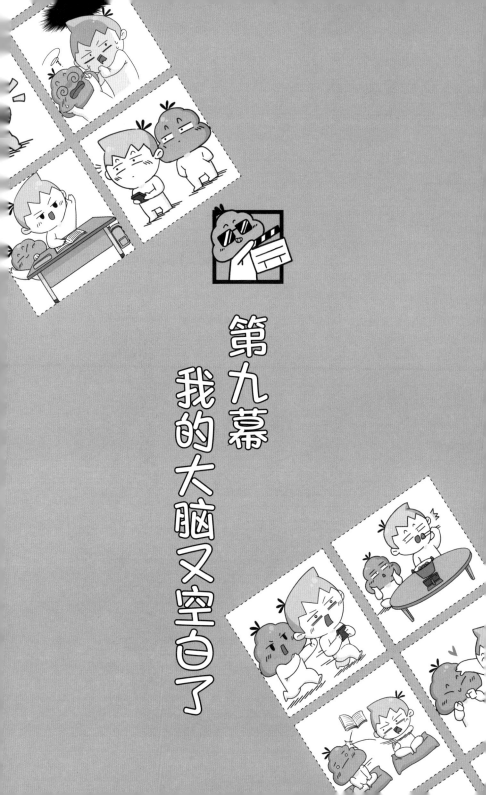

第九幕
我的大脑又空白了

兰弟！

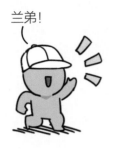
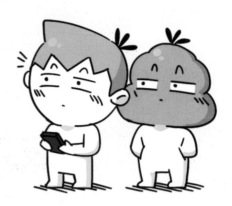

他是谁啊？

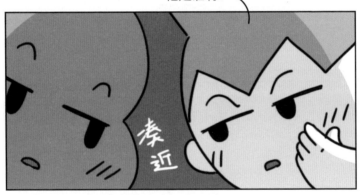

嗯……大概是那个……
那个谁来着……（完全想不起来）

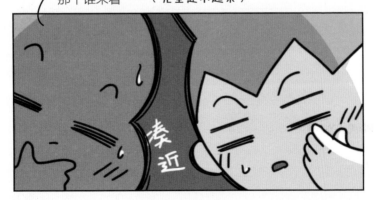

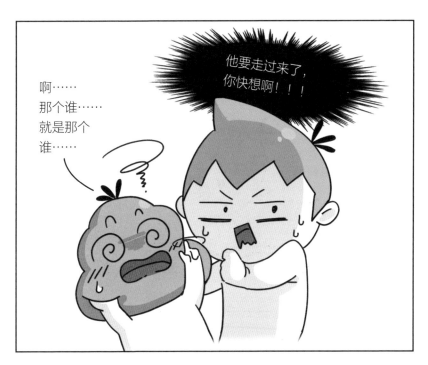

结果……

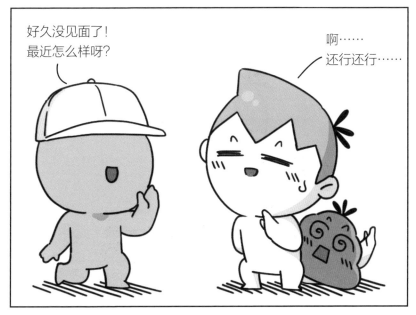

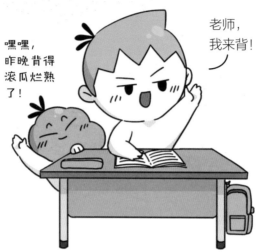

下面开始检查背诵《蜀道难》。

老师，我来背！

嘿嘿，昨晚背得滚瓜烂熟了！

那兰弟同学来背诵一下！

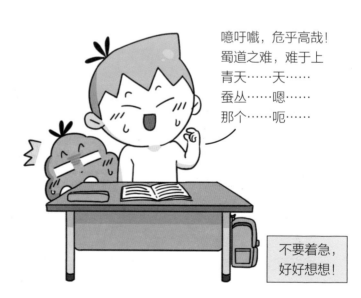

噫吁嚱，危乎高哉！蜀道之难，难于上青天……天……蚕丛……嗯……那个……呃……

不要着急，好好想想！

144

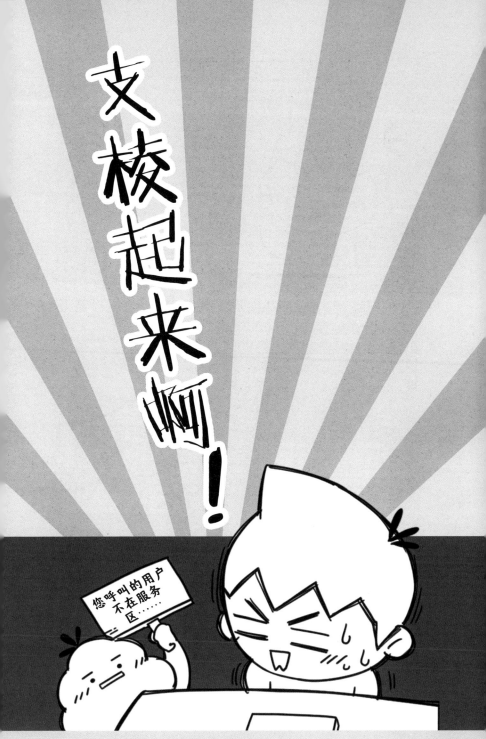

145

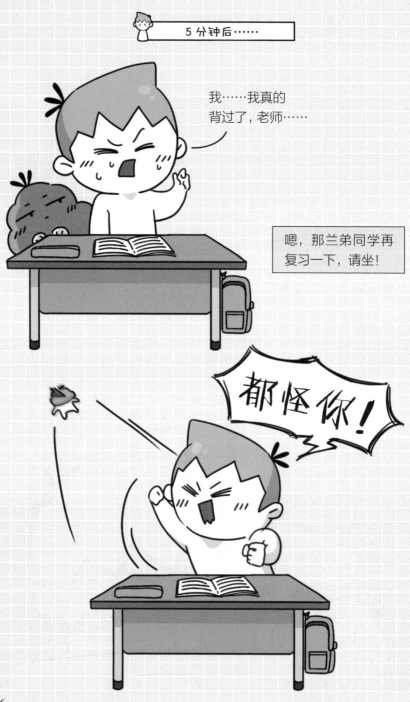

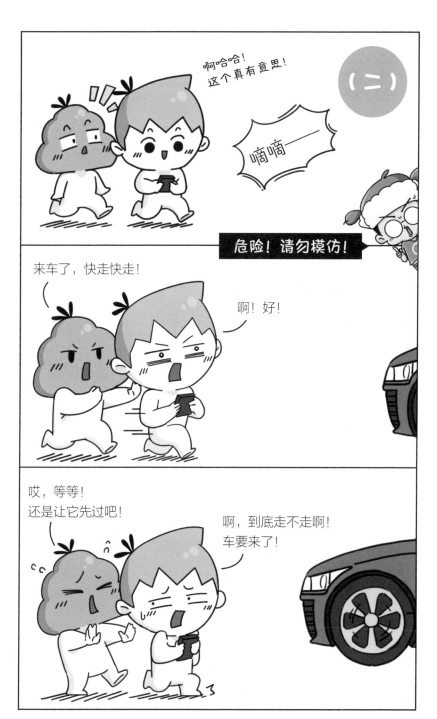

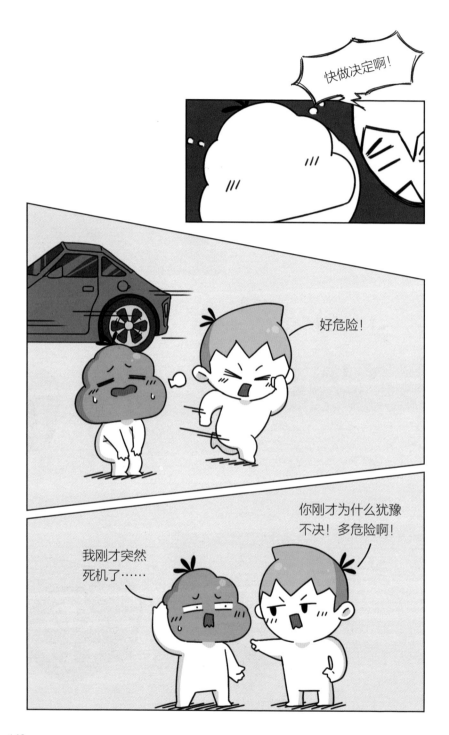

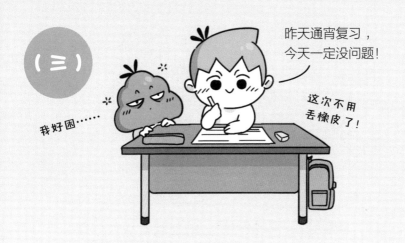

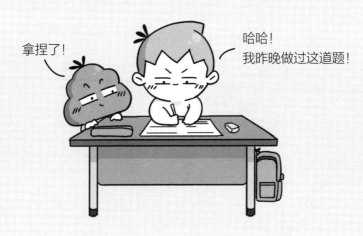

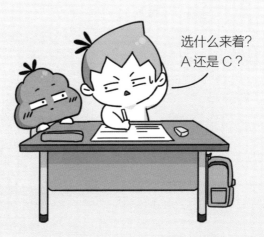

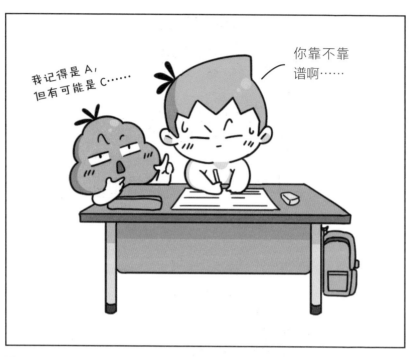

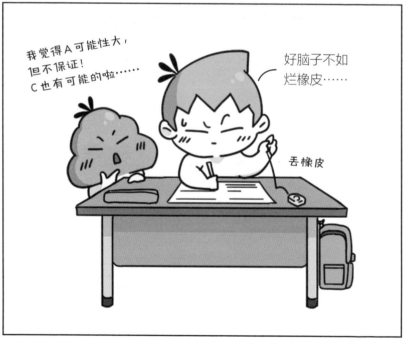

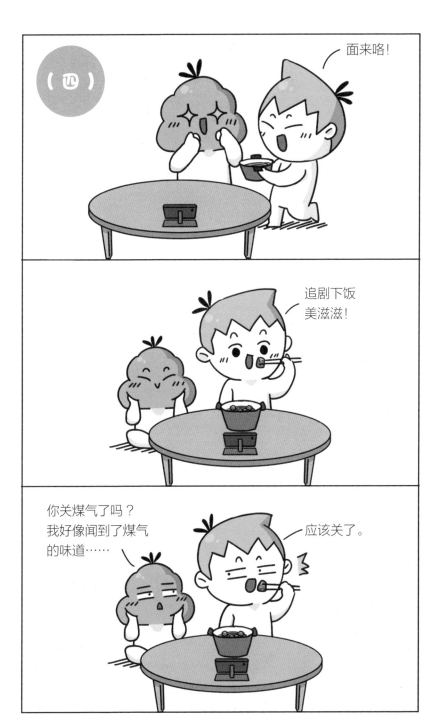

151

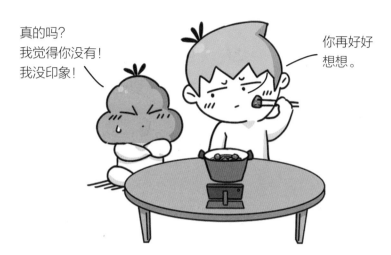

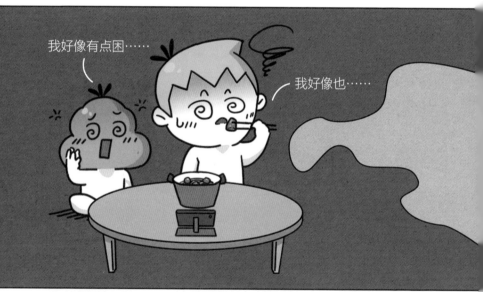

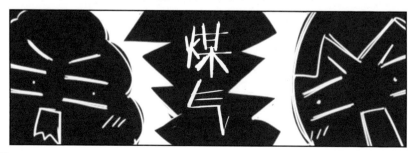

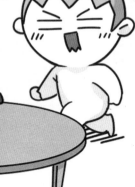

住口！我也
是受害者！

都赖你！
反应迟钝！

虽然我们的大脑
基本算是全年无休，
但它还是会因为
这样或那样的特殊情况死机。

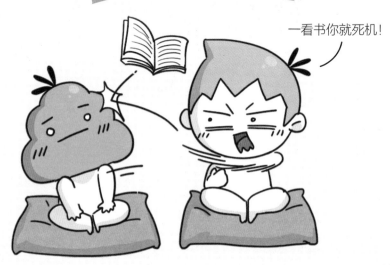

一看书你就死机！

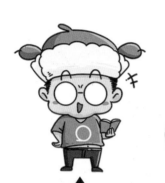

我们会将
这种现象称作
大脑一片空白。

接下来，全叔将具体解释大脑空白是
怎么一回事以及它为何会空白。

之所以紧张会让大脑空白，
是因为焦虑会使
下丘脑分泌大量的"压力激素"。

这些激素进入大脑的前额叶后，
会抑制神经元放电，
从而导致储存和
提取记忆的海马体功能减弱。

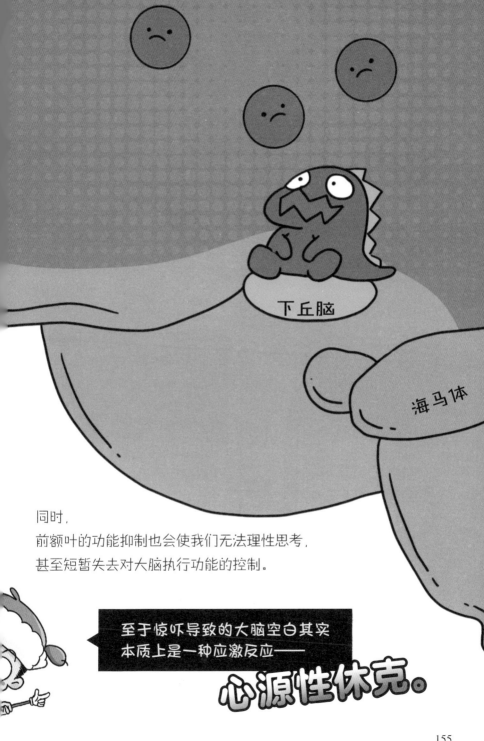

下丘脑

海马体

同时,
前额叶的功能抑制也会使我们无法理性思考,
甚至短暂失去对大脑执行功能的控制。

至于惊吓导致的大脑空白其实
本质上是一种应激反应——

心源性休克。

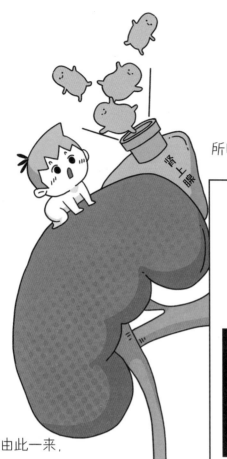

当你受到巨大惊吓时，
身体会分泌肾上腺素
加以应对。
可这一切往往发生得突然，
所以身体就会出现短暂的低血压。

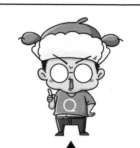

此外，熬夜和一氧化碳中毒也会导致出现大脑空白，同样是因为大脑供血或供氧不足！

可以预见的是，未来的我们
还会与大脑携手共进。
既然如此，那不妨好好地
了解它、体谅它、呵护它！

由此一来，
大脑就会因为供血不足，
令思维能力和判断能力
大打折扣。

辛苦你咯！

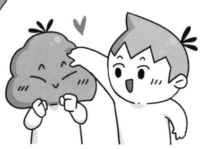

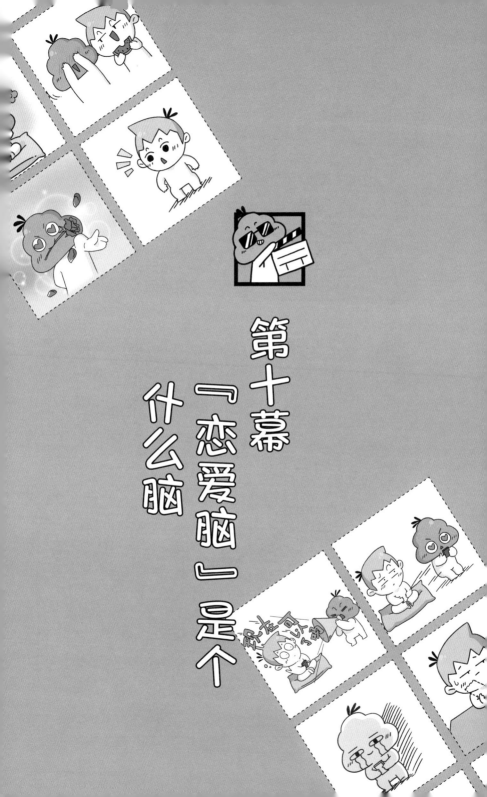

第十幕
「恋爱脑」是个
什么脑

嘿嘿 嘿嘿 嘿嘿 嘿嘿 嘿嘿

你这是怎么了?

你继续说,
我在听!

我好像有喜欢
的人啦!

其实我也不清楚……

我只是感觉和她在一起会开心!

看到她伤心也会跟着难过……

想和她分享自己的
喜怒哀乐……

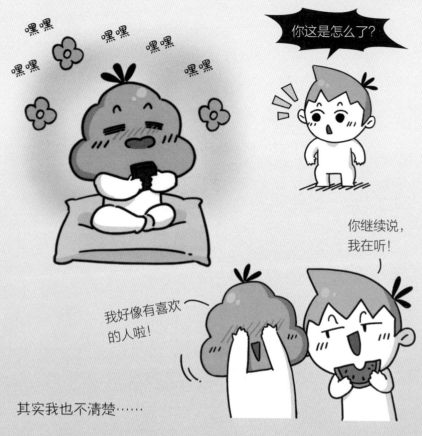

158

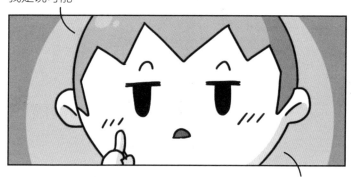

有没有一种可能，
我是说可能……

你坠入爱河了……

没错！你惨了！

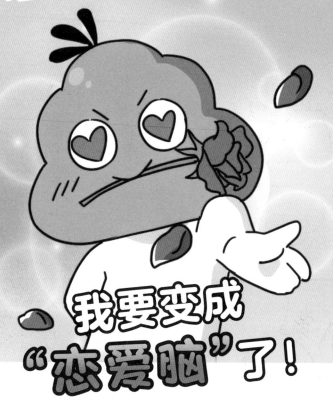

我要变成
"恋爱脑"了！

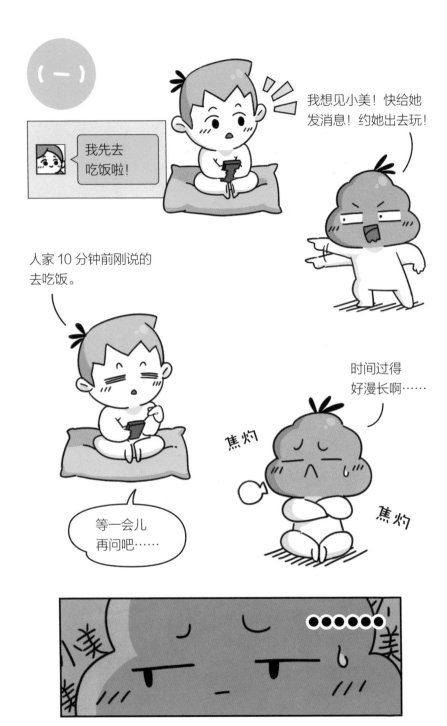

160

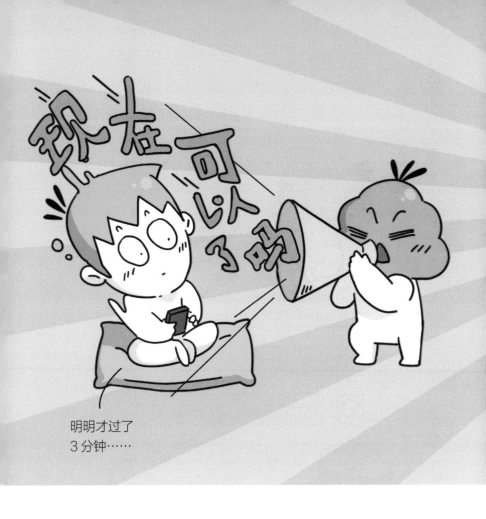

明明才过了
3分钟……

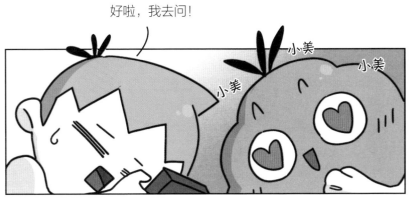

好啦，我去问！

你是不是
太敏感了？

小美没回你，
一定是你说错话了！

赶紧道歉，
挽回一下！

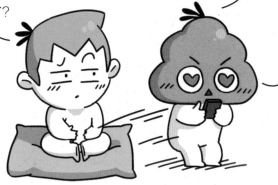

我刚才没经过大脑考虑……对不起！

为什么要道歉？我刚刚在吃饭呢。

是我多心了吗……

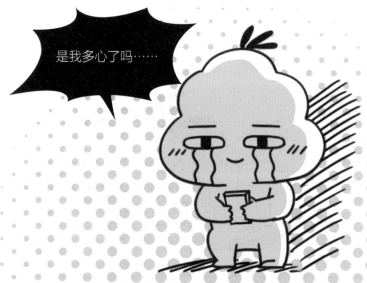

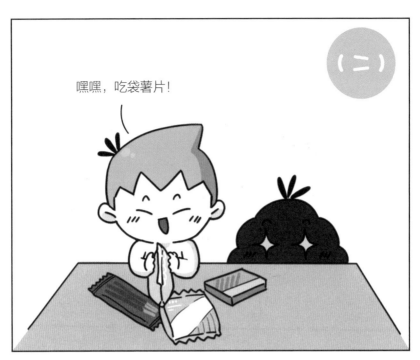

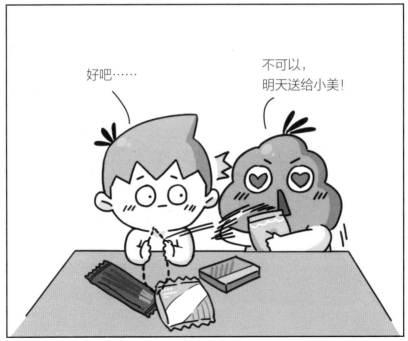

163

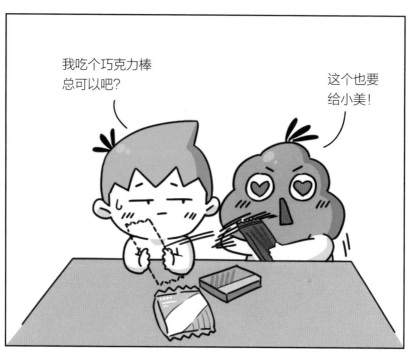

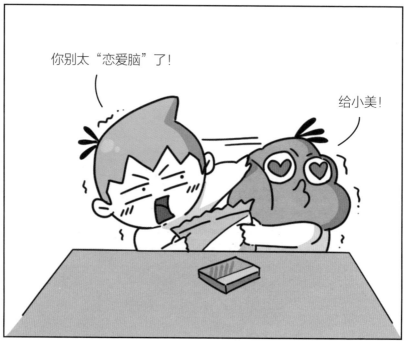

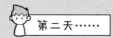
第二天……

小美，这些送给你吃！

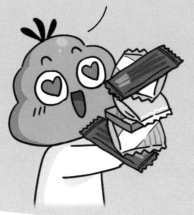

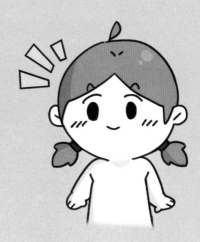

谢谢你，不过我最近在减肥。

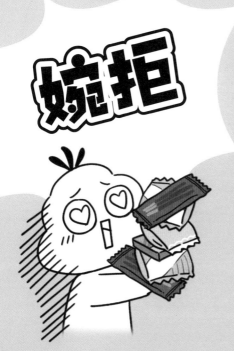

婉拒

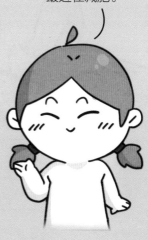

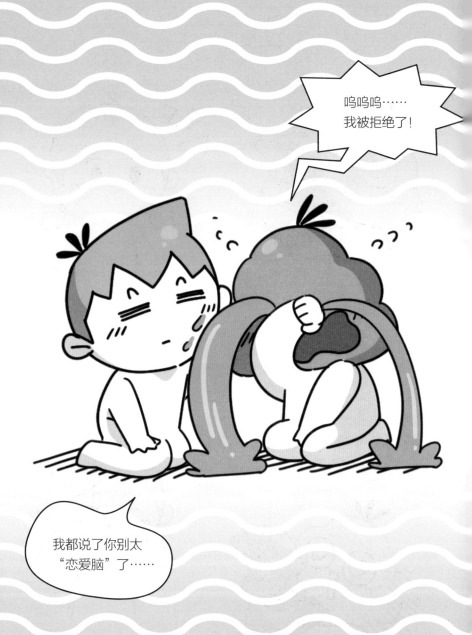

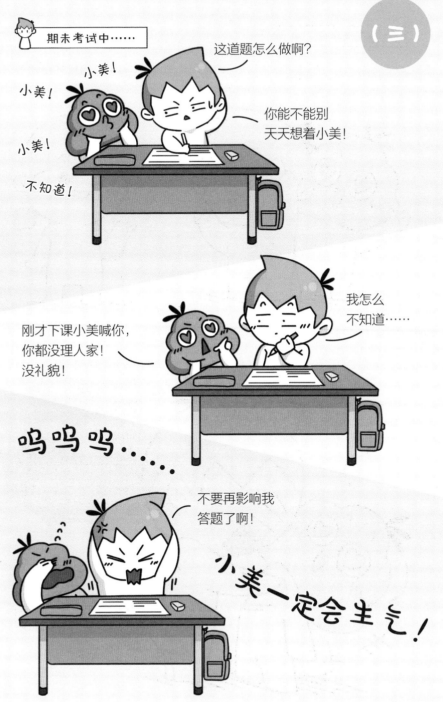

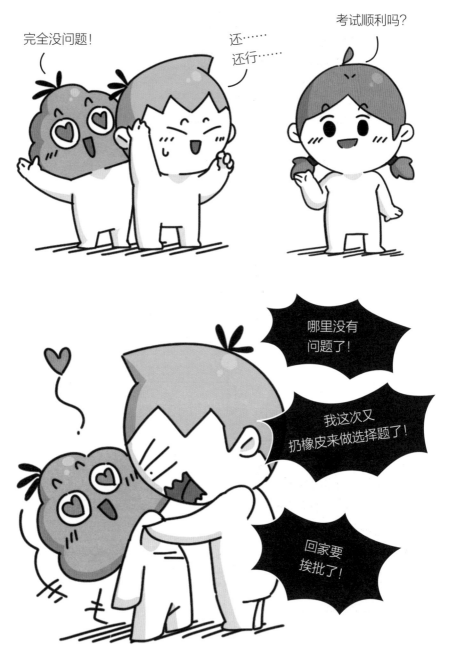

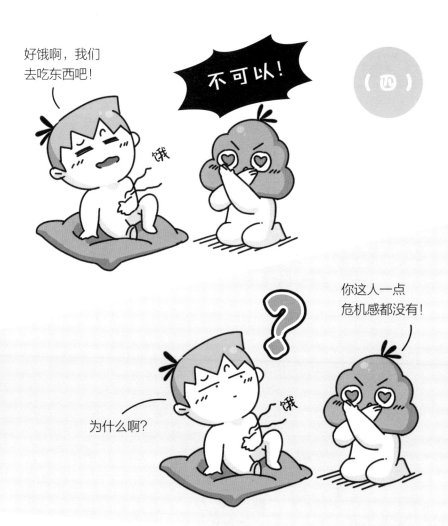
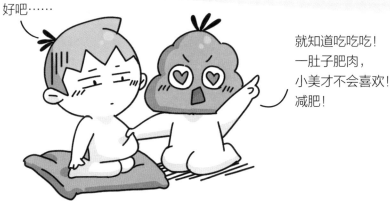

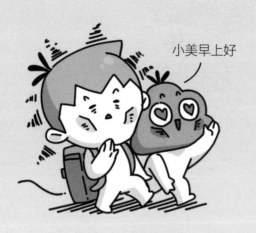

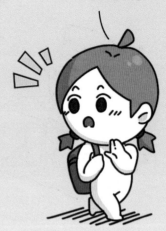

相信大家都有过心动的感觉，
他可能是你的
同学、朋友、邻居，甚至是路人，
但你总会没有缘由地多关注他。

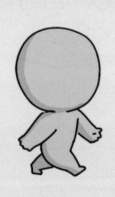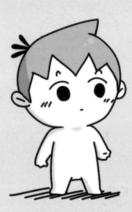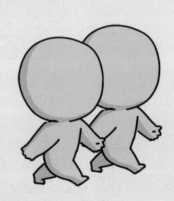

这本身是很正常的事情，
但如果你将自己全部的精力
都放在对方身上，而忽视了自己，
那就需要加以重视了！

因为你很可能是

"恋爱脑"！

"恋爱脑"最明显的特征就是选择性失明，
即只看得见对方的优点，
看不到对方的缺点，
甚至将旁人的提醒也视作挑衅。

你住口！我的女神
不容你诋毁！

我哪有！我是
让你理智一点！

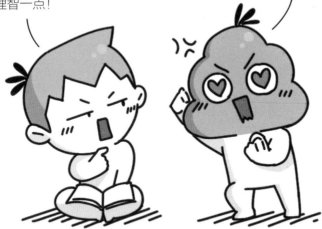

同时，"恋爱脑"还容易陷入侵入性
思维。

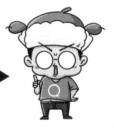

举个最简单的例子，
如果你早上起床第一件事
不是睁眼，而是猜测对方醒没醒，
那你就很危险了！｜｜

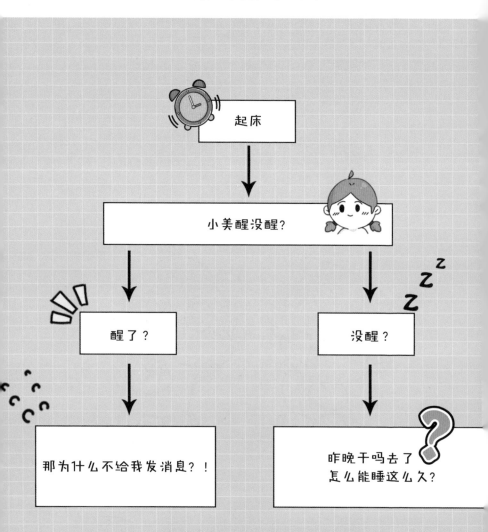

客观来说，恋爱是人的一种基本需求。一项发表在《自然》的研究表明，大脑中存在一个由多巴胺能神经元介导的记忆机制。

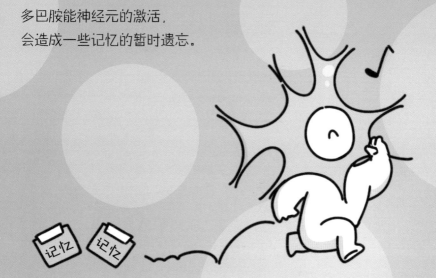

多巴胺能神经元的激活，
会造成一些记忆的暂时遗忘。

换言之，恋爱虽然会让人分泌多巴胺，
感觉到快乐，但同时它真的"降智"，
会让你的记忆力变差。

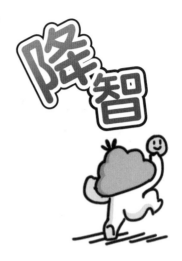

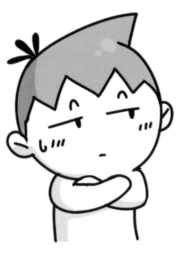

即便你真的认为真爱高于一切，
其他的根本不重要，
你也需要加以控制。

因为"恋爱脑"主导的
感情往往会因为过强的
控制欲无疾而终。

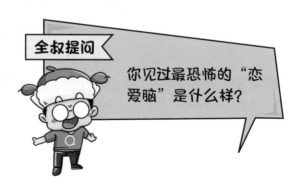

全叔提问

你见过最恐怖的"恋
爱脑"是什么样？

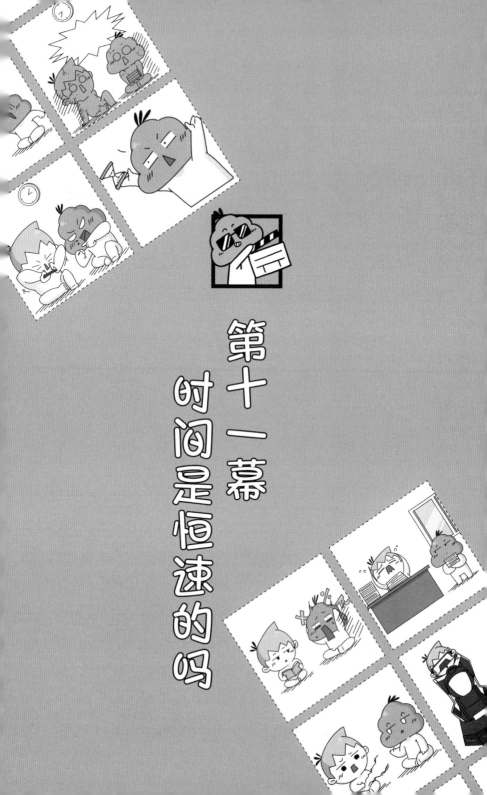

第十一幕
时间是恒速的吗

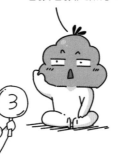

老狼老狼几点了?

三点了!

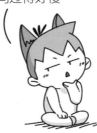

怎么才三点啊?

我哪知道，感觉时间过得好慢……

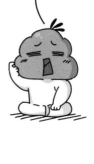

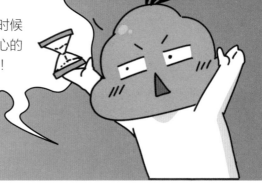

我总觉得无聊的时候时间过得慢，开心的时候又过得很快!

快说，是不是你小子搞的鬼!

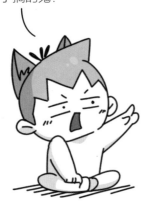

我冤枉!

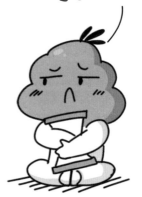

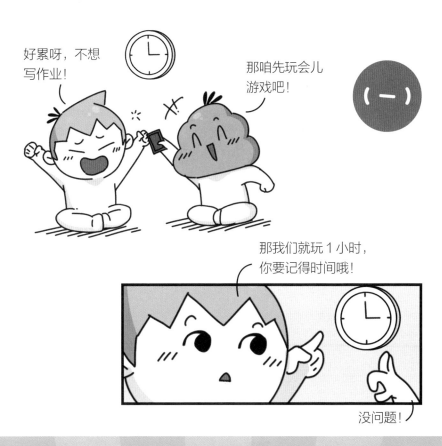

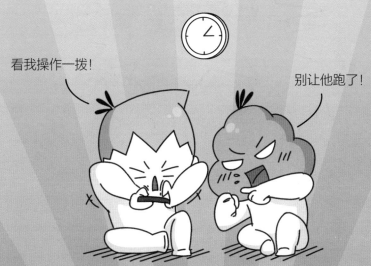

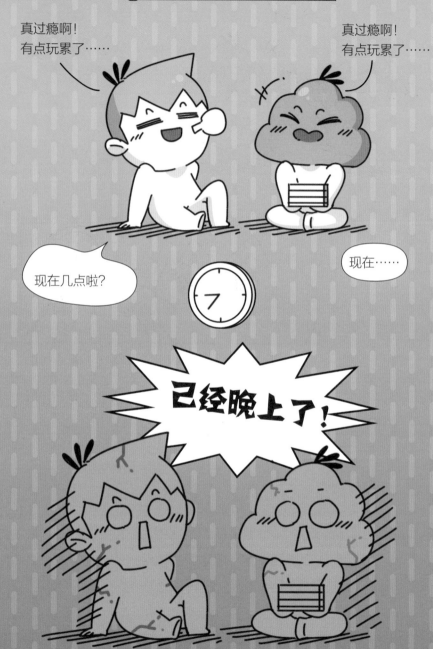

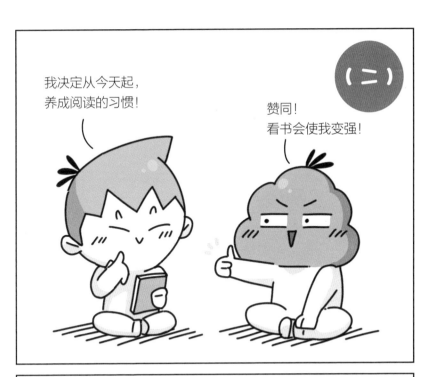

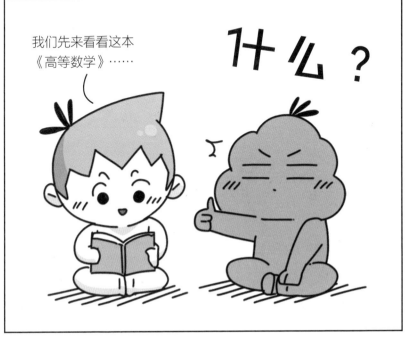

179

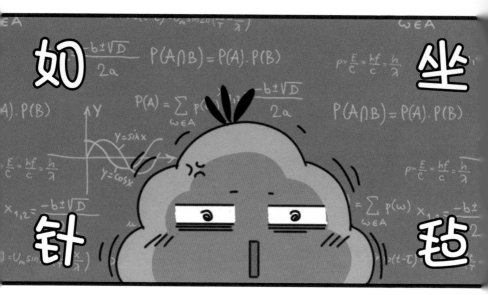

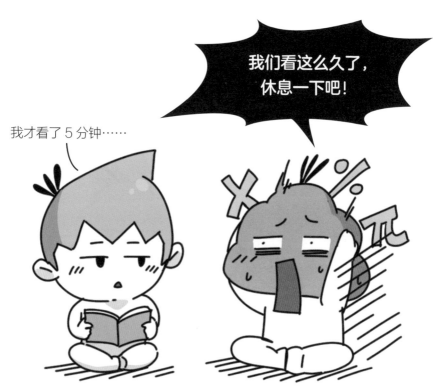

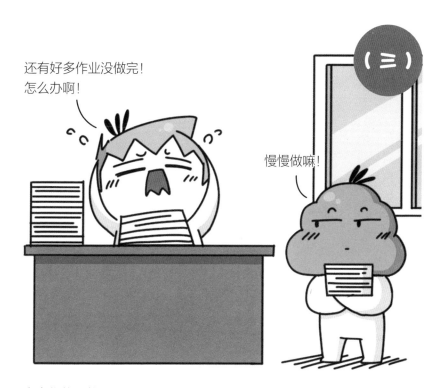

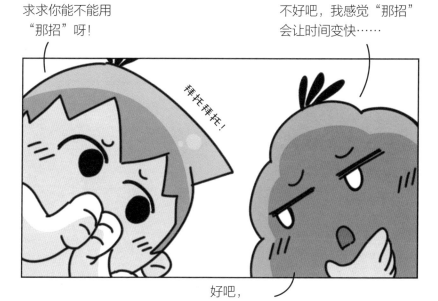

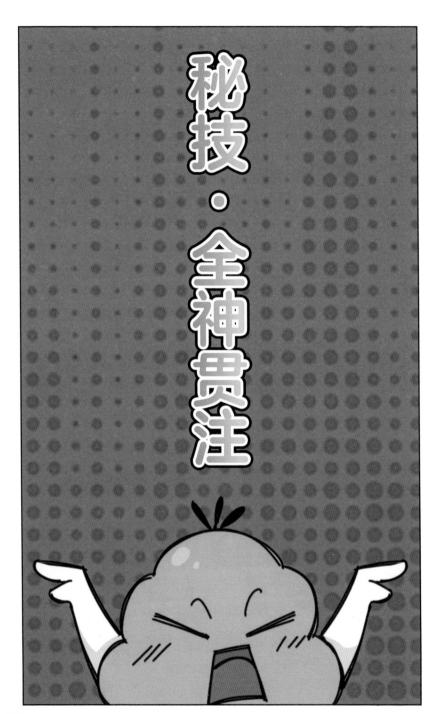

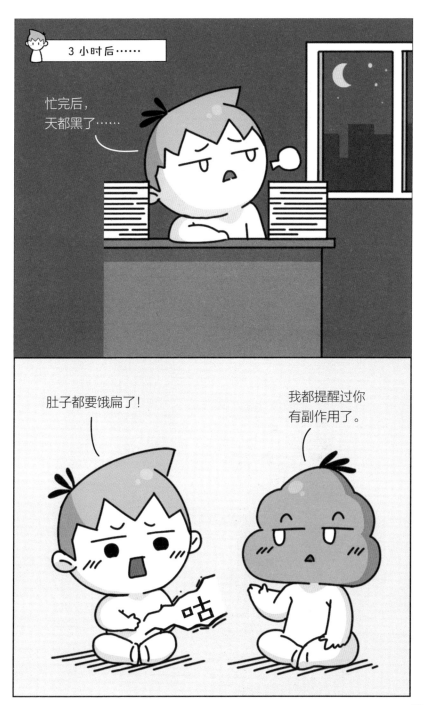

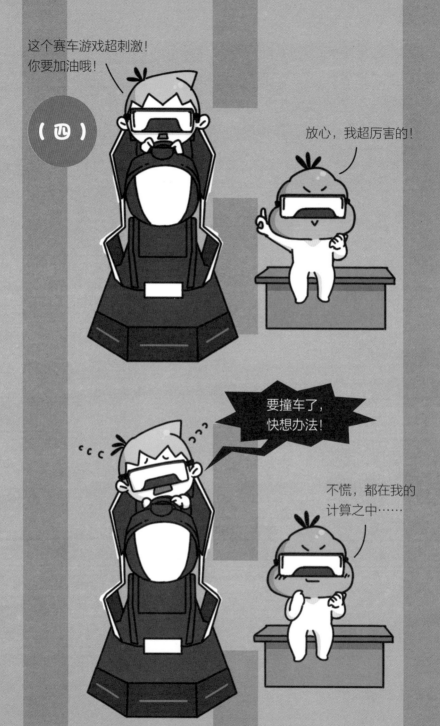

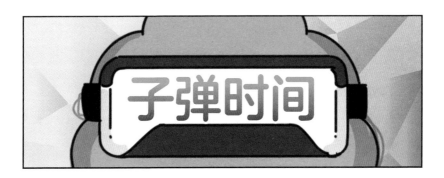

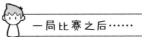

一局比赛之后……

YOU WIN

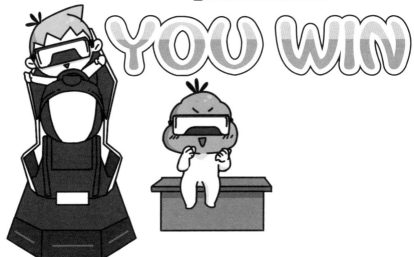

想学啊你?

你刚才做了什么?
感觉周围的一切都
变成了慢动作!

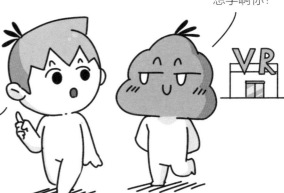

VR

185

相信你也有过这样的错觉，似乎每到危急关头，眼前的一切就会变成慢动作。

开心和全神贯注的时候，时间总是过得很快。痛苦的时光则会变得很漫长……

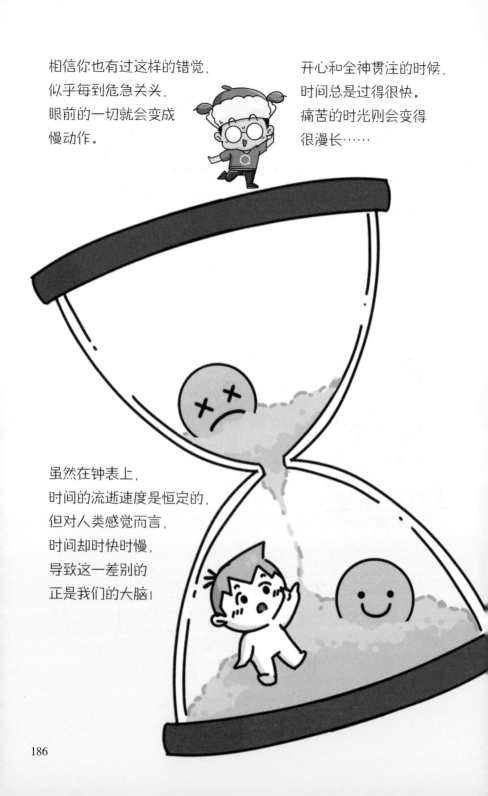

虽然在钟表上，时间的流逝速度是恒定的，但对人类感觉而言，时间却时快时慢，导致这一差别的正是我们的大脑！

时间管理大师

危急关头觉得时间过得慢是因为
人在受到威胁时，大脑里
一个名叫"杏仁核"的区域
会瞬间切换为"高速挡"。

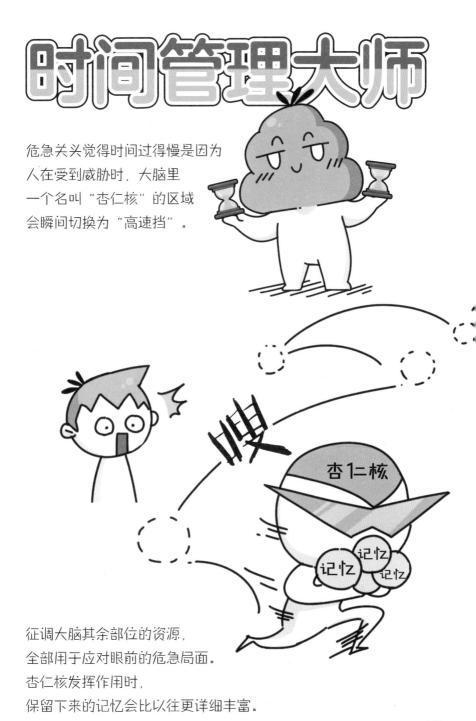

征调大脑其余部位的资源，
全部用于应对眼前的危急局面。
杏仁核发挥作用时，
保留下来的记忆会比以往更详细丰富。

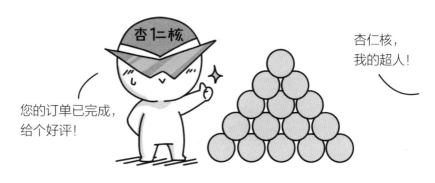

杏仁核,
我的超人!

您的订单已完成,
给个好评!

换句话说,并非那段时间变长了,
而是那段时间的"记忆密度"更高,
让我们误以为
整个事件持续了很长的时间。

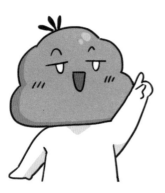

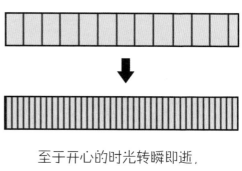

至于开心的时光转瞬即逝,
无聊的光阴度日如年,
则是因为"快乐激素"——多巴胺!

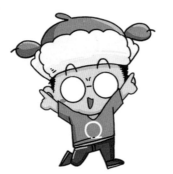

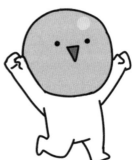

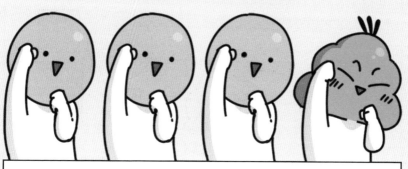

时间 +1s 时间 +1s 时间 +1s 时间 +1s

时间 +1s 时间 +1s 时间 +1s 时间 +1s

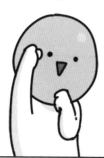

时间 +1s

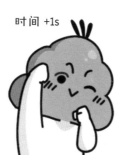

时间 +1s

当你感觉无聊时，
人体就只分泌少量
多巴胺，
给人一种时间变慢
的错觉。

全叔说

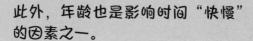

此外，年龄也是影响时间"快慢"
的因素之一。

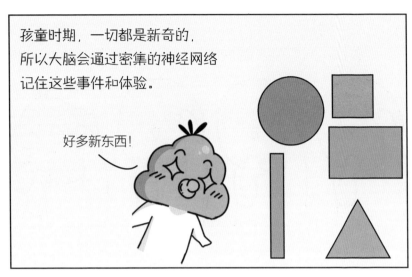

孩童时期，一切都是新奇的，
所以大脑会通过密集的神经网络
记住这些事件和体验。

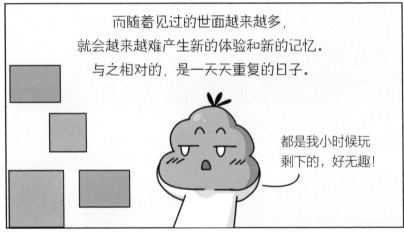

而随着见过的世面越来越多，
就会越来越难产生新的体验和新的记忆。
与之相对的，是一天天重复的日子。

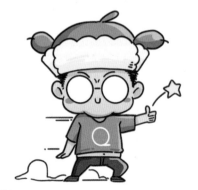

所以，
为了让时间过得慢一点，
我们应该多尝试
一些有意义、有新鲜感的事！

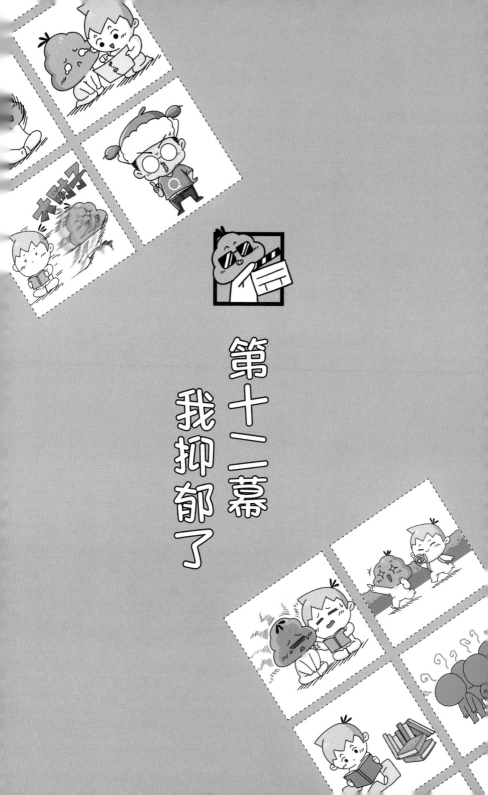

第十二幕
我抑郁了

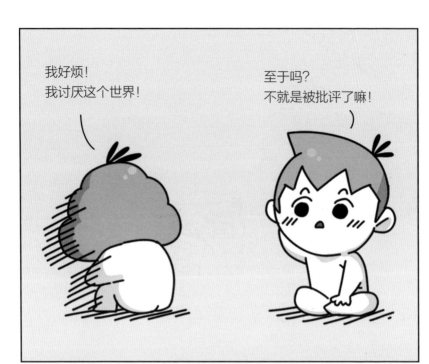

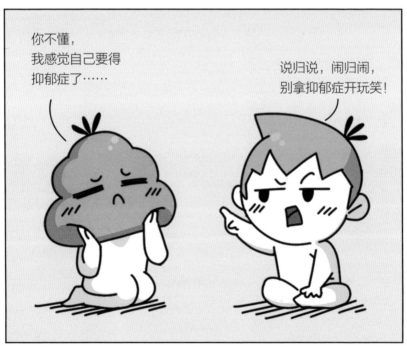

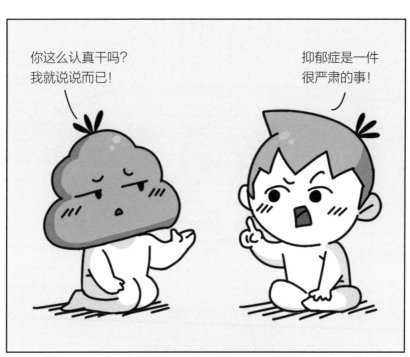

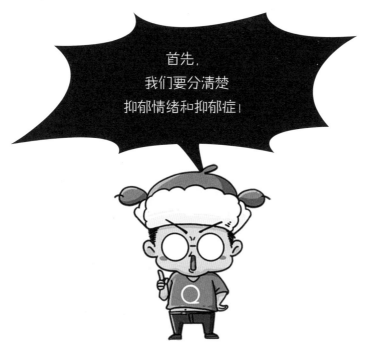

193

（一）考试失利时

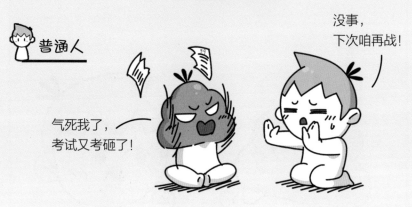

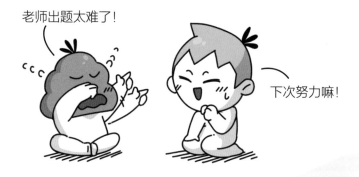

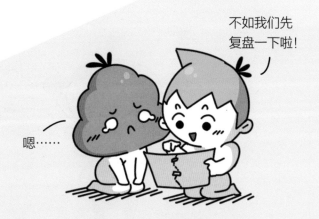

有抑郁情绪的人

这次考砸了……

下次努力嘛！

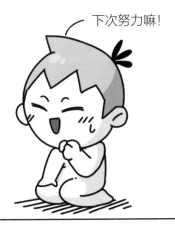

我好没用哦，我感觉我什么都做不好……

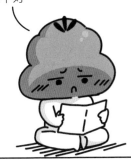

也不用这么悲观。

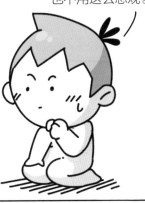

我是不是废物啊，天生不如别人……

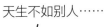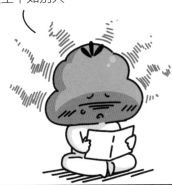

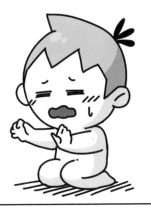

（二）闲来无事时

普通人

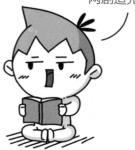
想这些干吗？
作业写完了吗？
网剧追完了吗？

你说，生命到底有没有意义？

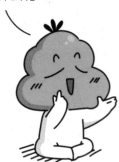
和生命的意义比起来，这些又算什么呢？

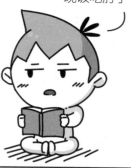
是吗？刚刚妈妈说晚饭吃肘子……

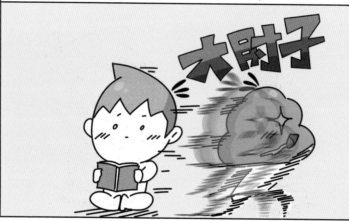
大肘子

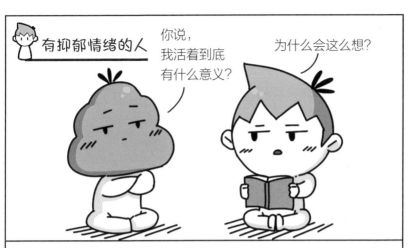

有抑郁情绪的人

你说，我活着到底有什么意义？

为什么会这么想？

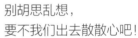

我觉得我什么都做不好，我感觉我超级差劲。

别胡思乱想，要不我们出去散散心吧！

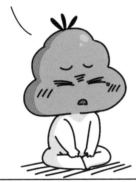

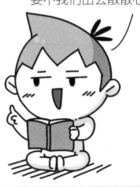

我不去，出去玩也没意义，我太差劲了……

不要这么悲观嘛！

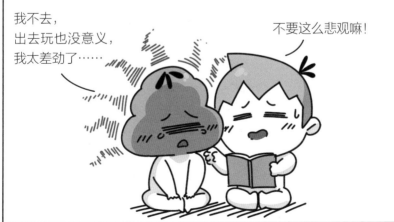

197

（三）出门踏青时

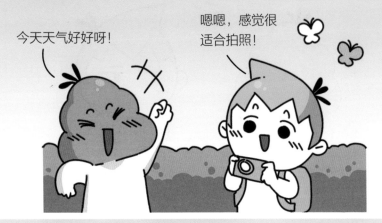

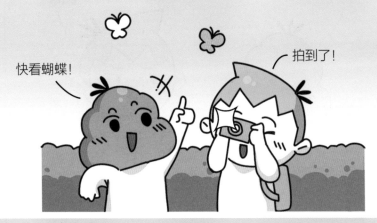

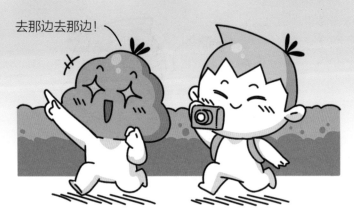

有抑郁情绪的人

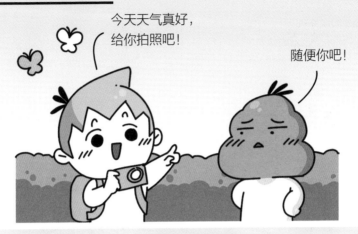

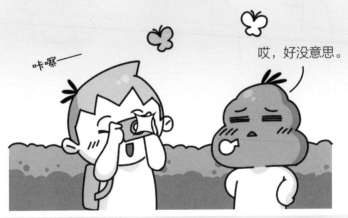

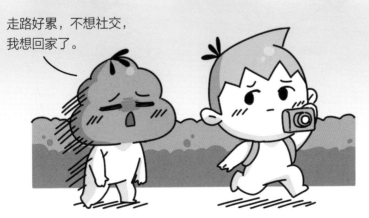

199

与之类似的情况还有很多……

遭遇挫折时

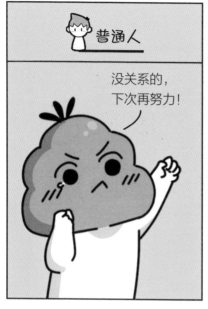

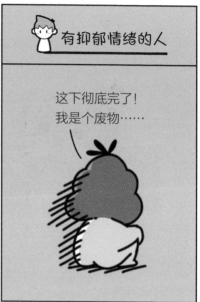

取得成功时

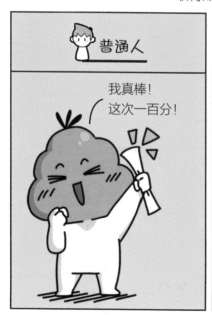

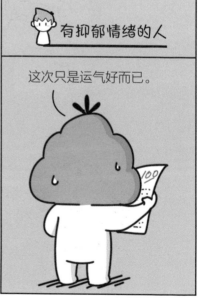

你知道抑郁症患者的明显特征是什么吗?

全叔说

美国心理学家马丁·塞利格曼(Martin Seligman)提出了"习得性无助"这一概念,指有机体处于无法回避的有害情境或不愉快情境中所产生的获得性绝望状态与逆来顺受行为。这是由于认识到自己对接连发生的不愉快事件完全失控导致的心理反应。

此后,越来越多的人认为
习得性无助是抑郁症的明显特征。
抑郁症患者习惯将坏事看作是普遍的、永久的,
而将好事看作是特殊的、暂时的,
换言之,就是彻头彻尾的悲观主义者。

为什么我什么
都做不好?

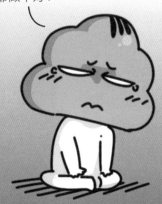

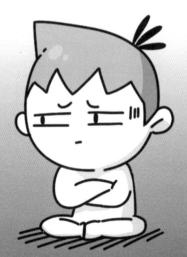

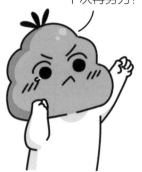

没关系的，
下次再努力！

同时，当面临挫折时，抑郁症患者
会苛责自己、质问自己为何出错。
而普通人则会为自己辩解，
坚信只要熬过去，一切都会越来越好。

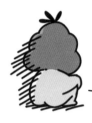

这下彻底完了！
我是个废物……

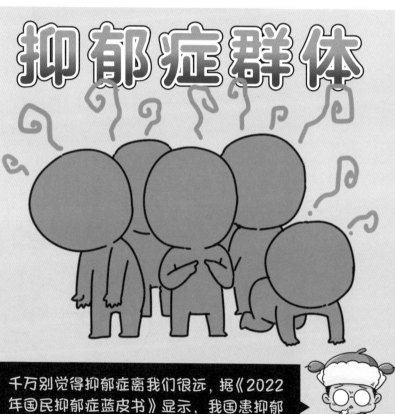

抑郁症群体

千万别觉得抑郁症离我们很远，据《2022
年国民抑郁症蓝皮书》显示，我国患抑郁
症的国民人数高达 9500 万。

那么我们该如何
对待患有抑郁症的亲友呢？

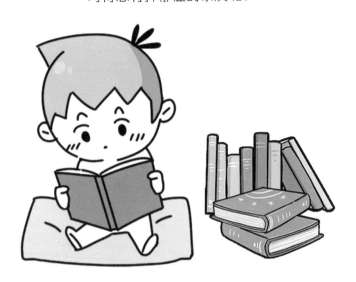

首先，要把他们当成病人，
因为只有这样才能引起足够的重视。
听到他们求助的信号，
给他们我们力所能及的帮助。

有我能帮忙的吗？

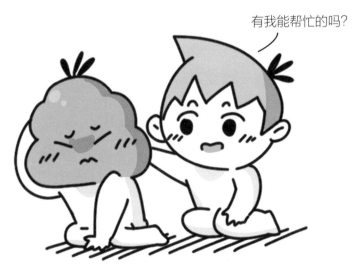

同时，也不能太把他们当病人，
一个抑郁症病人的标签，
会掩盖很多其他的东西。

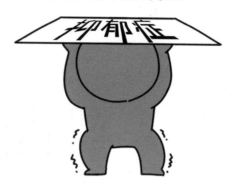

一旦他们自己接受了这一标签，
就会时刻提醒自己，很难从其中走出来。

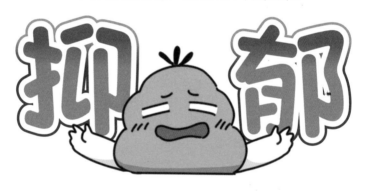

同时，要区分抑郁情绪与抑郁症，出现抑郁情绪要及时调整。
此外，我们既不该将抑郁症看作博关注、博同情的利器，
也不该将它看作一种羞于启齿的隐疾。

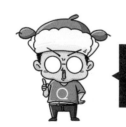

因为抑郁症是可以治疗的，
就像是大脑的一场"重感冒"！